MICROTIA ATRESIA Y SU HIJO

CÓMO SUPERAR LA DISCAPACIDAD AUDITIVA
Y LA DEFORMIDAD COSMÉTICA PROVOCADAS POR
LA ATRESIA AURAL CONGÉNITA Y LA MICROTIA

DR. JOSEPH B. ROBERSON, JR.
HALEY M. ROBERSON, PA-C

El Centro Internacional de Reparación de Atresia y Microtia

HIGH BRIDGE BOOKS

HOUSTON

Microtia atresia y su hijo
del Dr. Joseph B. Roberson, Jr. y Haley M. Roberson, PA-C

Derechos de autor© 2019 del Dr. Joseph B. Roberson, Jr. y Haley M. Roberson, PA-C
Todos los derechos reservados.

Impreso en los Estados Unidos de América
ISBN (Paperback): 978-1-946615-37-4

Los títulos de High Bridge Books se pueden comprar a granel para uso educativo, comercial, de recaudación de fondos o promocional de ventas. Para obtener información, póngase en contacto con High Bridge Books a través de www.HighBridgeBooks.com/contact.

Publicado en Houston, Texas por High Bridge Books

Contenido

Dedicatoria

Este libro está dedicado a los maravillosos padres de aquellos niños con CAAM que me han confiado el cuidado de sus hijos, y los que aún están por venir. La confianza que han depositado en mí y en mi equipo es uno de los elogios más preciados de mi vida. Éste libro está escrito con el espíritu de comunicar con valentía y honestidad, las opciones de tratamiento, mientras se buscan los mejores resultados para sus hijos.

Quisiera expresar mi agradecimiento y admiración hacia mi hija mayor, Caitlin Roberson, cuya habilidad para expresar la palabra escrita es increíble; tanto así, que ha representado el lanzamiento de su carrera profesional, además de haber mejorado inmensamente este libro.

Carta para el lector

Estimado lector:

En mi infancia, crecí en las montañas de Carolina del Norte Occidental y uno de mis momentos preferidos del año era el final de la primavera. En esa época, mi abuelo me permitía acompañarlo, mientras él preparaba sus campos para hacer la plantación. Mi abuelo vivía en una pequeña granja y se valía de un caballo y un arado para la producción de sus cultivos, de los cuales dependía para comer y obtener ingresos.

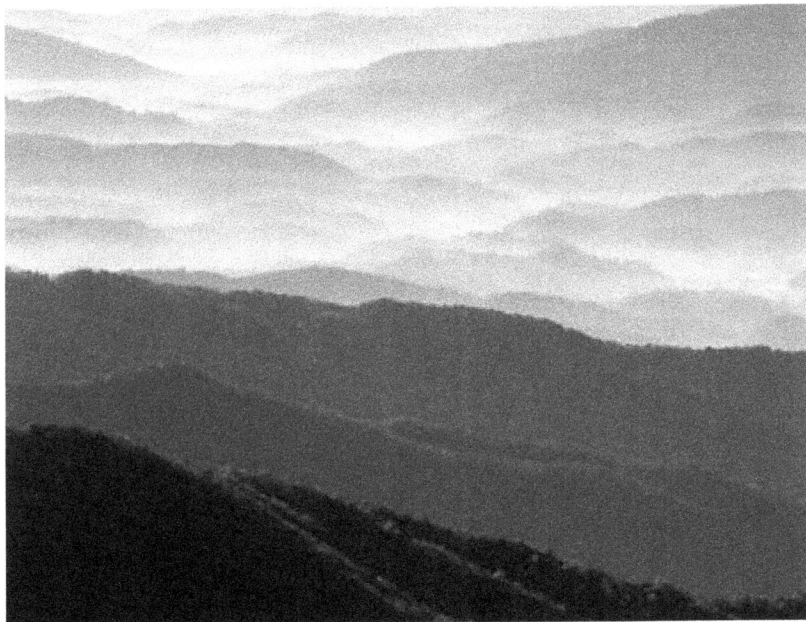

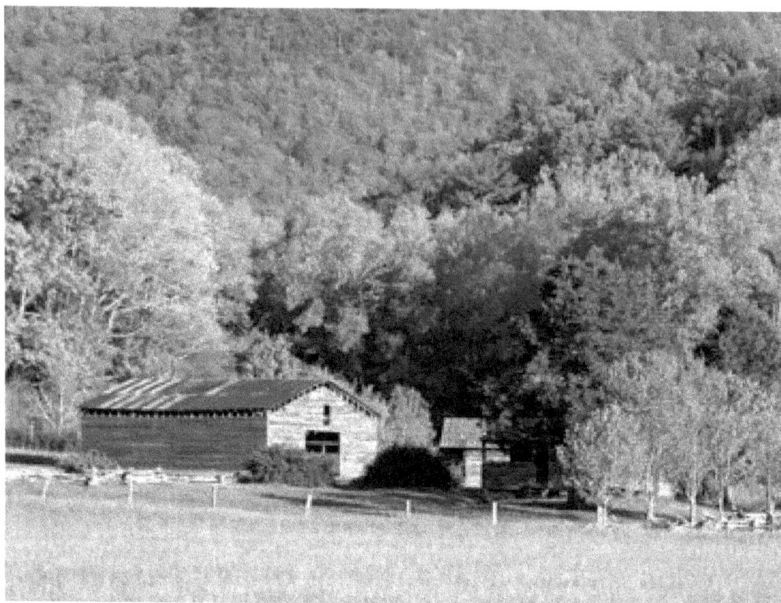

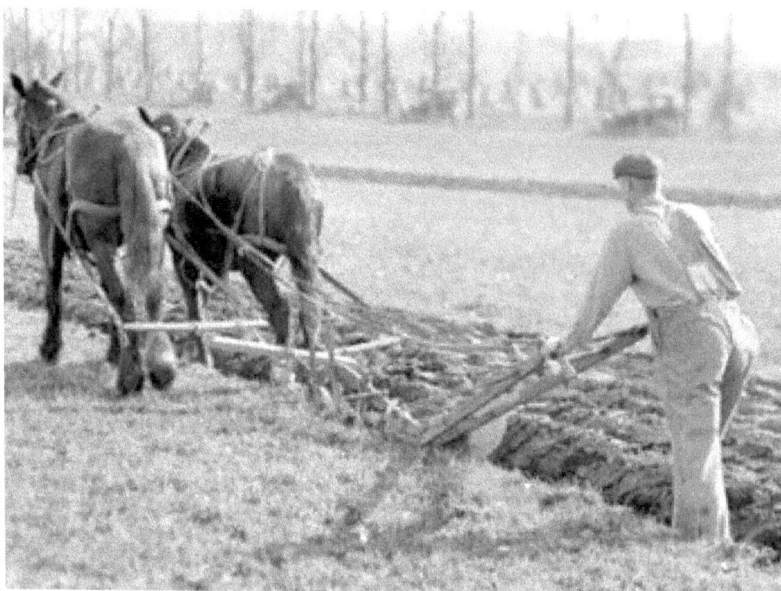

La mayor parte del tiempo, yo simplemente me sentaba en el caballo de arado mientras mi abuelo caminaba detrás de mí sobre la tierra fresca, sosteniendo las manijas del arado. El sol golpeaba fuertemente, y yo observaba cómo él iba y venía recorriendo el largo campo rectangular. El campo estaba bordeado por una cerca de alambrado de púas hecha de postes de madera partidos, colocados a una distancia de aproximadamente 1,83 metros entre sí. Cuando llegaba el momento de que yo lo ayudara a "encargarse" del arado, mi abuelo me bajaba de la silla del caballo, posaba sus fuertes manos sobre mí y caminaba detrás de mí, moviendo la cuchilla sobre la tierra suave y tibia. Nuestro objetivo era hacer canaletas en el suelo (llamados surcos) para colocar semillas que se convertirían en cultivos a medida que el verano avanzara.

Mi abuelo me enseñó que la mejor forma de arar un surco en línea recta, era apuntar a un poste de la cerca, y mirarlo fijamente al recorrer todo el largo del campo.

Si no seguía su consejo, mi surco quedaba en forma de curva, y eso creaba caos en el campo (¡y mi abuelo tenía que volver a ararlo!). Mi abuelo poseía el amor, la sabiduría y la entereza para enseñarme que **la vida no era tan diferente a hacer un surco: mantener la meta a la vista desde el inicio nos permite dar lo mejor de nosotros sin mucho esfuerzo y sin salirnos del camino.**

Si quiere que su hijo oiga, hable, escuche y prospere en un mundo de audición a pesar de la discapacidad auditiva con la que nació, o si está reuniendo información acerca de CAAM y sus opciones de tratamiento, este libro es para usted.

¿Qué es CAAM?

La Atresia aural congénita, y microtia (Congenital Aural Atresia and Microtia, CAAM, por sus siglas en inglés), es una anormalidad física del oído con la que nacen los bebés. Afecta el canal auditivo y el oído externo, y es visible para otras personas. Cuando no se desarrollan éstas partes en uno o ambos oídos, los niños sufren de pérdida auditiva. Si no se aborda esta afección, éstos niños sufrirán efectos en su desarrollo, sociales y psicológicos, durante toda su vida.

La atresia hace referencia a un canal auditivo anormal, y la microtia hace referencia a un oído externo anormal. Cuando estas dos afecciones aparecen juntas, se conoce como Atresia aural congénita y microtia.

Debido a que CAAM es una afección rara, pocos médicos entienden cuáles son las mejores opciones de tratamiento, y puede haber escasa información veraz al respecto. **A veces, los padres reciben asesoramientos erróneos de parte de personas que no están actualizadas sobre las técnicas de tratamiento de vanguardia para esta rara afección.**

Al leer este texto, asistir a, o ver procedimientos grabados de una de nuestras conferencias, accederá a una base de conocimientos a la que algunos padres no tienen acceso en años. En las últimas dos décadas, hemos hecho importantes avances en el tratamiento de CAAM.

Éste libro, detallado y preciso, lo ayudará a armar el equipo que superará los efectos de la discapacidad auditiva y la deformidad estética causadas por CAAM en la vida de su hijo.

Carta para el lector

Las opiniones expresadas en este libro derivan de mi evaluación personal, y de las recomendaciones de tratamiento para más de 5.000 niños en más de 100 conferencias internacionales, para padres cuyos hijos tienen CAAM, de muchos niños evaluados en el International Center for Atresia & Microtia Repair en Palo Alto, California, y de cirugías que llevé a cabo personalmente en más de 3.000 niños y adultos con CAAM en más de 50 países. Las recomendaciones que se comparten en este libro están basadas en mi experiencia como padre de tres maravillosos hijos.

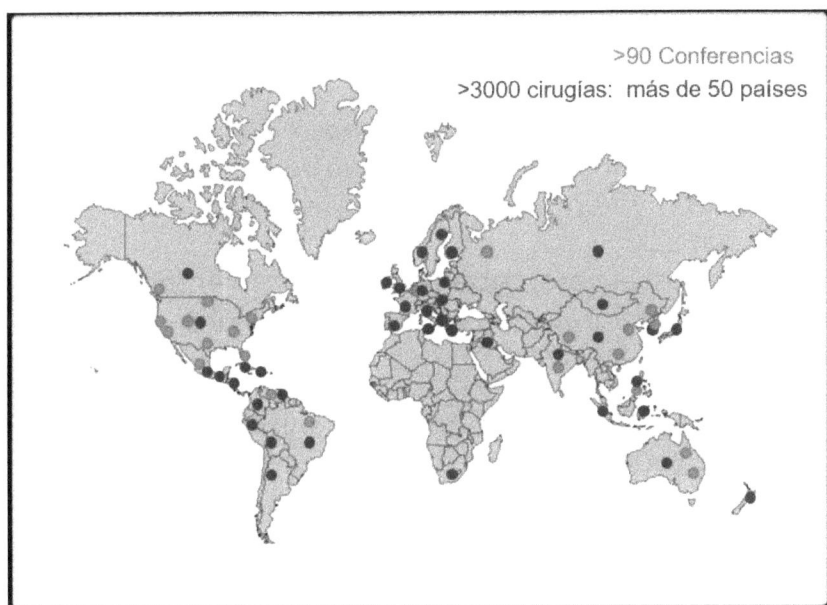

>90 Conferencias
>3000 cirugías: más de 50 países

Quiero ayudarlo a comenzar con paso firme a medida que vea lo que puede hacer su hijo (a medida que comience a ver el poste de la cerca de su hijo); en pocas palabras, ver el final de su carrera desde el comienzo.

Les deseo mucho éxito,
Joe Roberson, Jr., Licenciado en Medicina

Este libro podría hacer una gran diferencia en la vida de su hijo.

Este libro es para usted si:

- Su hijo nació con CAAM
- Necesita ayuda para entender y evaluar las opciones de tratamiento
- Quiere que su hijo oiga, hable, escuche y prospere en un mundo de audición

Debido a que la CAAM es una enfermedad muy rara, muchos médicos no están actualizados en cuanto a las últimas soluciones disponibles, y puede escasear un asesoramiento valioso. Sin embargo, en las últimas dos décadas, se han realizado inmensos avances, y en casi todas las situaciones, hay esperanza.

En este libro, obtendrá conocimientos que a algunos padres les toma años obtener. Sus contenidos incluyen:

- Diferentes opciones disponibles para ayudar a su hijo a tener oídos que oigan y luzcan lo más normales posible
- Cómo evaluar esas opciones
- Consejos para armar el equipo que superará los efectos de la discapacidad auditiva y la deformidad estética causadas por CAAM

Tenga en cuenta que este libro solamente proporciona una orientación general. Los planes de tratamiento individual deben ser preparados por cirujanos especializados.

Introducción

Aproximación al capítulo

Este capítulo incluye:

UNA HISTORIA: Mi experiencia como padre cuidando a mi propia hija con una afección grave, y cómo esta experiencia me formó como médico

DEFINICIÓN: ¿Qué es realmente CAAM?

DISRUPCIÓN QUIRÚRGICA: cuando tomé conciencia por primera vez de CAAM, y desarrollé el primer procedimiento quirúrgico todo-en-uno en el mundo para tratar la afección

INSTRUCCIÓN: Cómo utilizar este libro, así como sus puntos más importantes

UN EJEMPLO: la carta de una mujer que tuvo CAAM toda su vida

Por qué ser padre me ayudó a ser doctor

Cuando veo niños con pérdida de audición y miro a los ojos a sus padres, sé exactamente cómo se sienten. Algunos están enojados y asustados, mientras que otros se sienten impotentes. Otros son casi feroces en su insistencia de tener esperanza. No importa en qué parte del mundo estemos, éstas emociones universales son parte natural del proceso de cada padre cuando cuidan a niños con necesidades críticas.

Lo sé porque he estado en el lugar de esos padres.

Recién casado, papá primerizo, y cirujano incipiente

Me enamoré de mi esposa, Julia, cuando ambos éramos jóvenes. Nos casamos la semana después de que terminé el colegio, justo antes de comenzar la escuela de medicina. Con una compañera a la que adoraba y una carrera profundamente significativa, no creía necesitar nada más.

Sabía que estaba equivocado cuando Julia me dijo que estábamos esperando un hijo. Nos convertimos en una familia el 7 de junio de 1985, cuando Caitlin Crist Roberson llegó al mundo. Me imagino que todos los padres recuerdan el momento en que cargan por primera vez a su bebé recién nacido. El tiempo era maravilloso, y parecía volar.

El día en que cambiaron las cosas

Veintiocho meses después, yo era un cirujano en entrenamiento en mi noveno año de capacitación después de la universidad. Me encantaba interactuar con los pacientes. Durante esta fase de capacitación, pasé por diferentes áreas de la cirugía para completar mi educación general, antes de especializarme en las afecciones del oído. En ese momento, me desempeñaba como jefe de la sala de emergencias, y me pareció infinitamente fascinante la cantidad de afecciones que nuestro equipo de profesionales médicos parecía poder tratar. Sí, los turnos de 24 horas eran agotadores, pero tenía tiempo libre regular con Julia y Caitlin al menos una vez por semana. Amaba esos días. Hacíamos caminatas, paseos en cochecito, y a veces, íbamos en mi motocicleta a comprar helado. Vivíamos en el tercer piso de las viviendas para estudiantes casados, y nuestro segundo hijo estaba en camino. La vida era buena emocionante, y exigente.

Un fin de semana, me sentí mal al llegar a casa después un turno de 24 horas en la sala de emergencias, debido, probablemente, a alguna enfermedad contraída en el hospital. Después de vomitar, abrí la puerta ventana del tercer piso en nuestro pequeño baño para ventilar la habitación. Sabía que esto no era seguro para Caitlin, pero Julia tenía muchas náuseas por el embarazo, y no quería que el olor la incomodara.

La decisión estaba en contra de un acuerdo que Julia y yo habíamos hecho varios meses antes, cuando un amigo de Caitlin murió por complicaciones al caer de d una ventana en un primer piso. Decidí avisarle a Julia sobre la ventana abierta más tarde, ya que estaba durmiendo la siesta en nuestra habitación. Agotado por el trabajo y el virus, me dormí en la otra habitación con Caitlin en mi pecho.

"Ella se cayó por la ventana"

Varias horas más tarde, me sobresalté al oír el sonido de Julia gritando el nombre de Caitlin. Mientras dormía, nuestra hija había corrido por el pasillo para ver a mi esposa mientras Julia estaba en el baño. (Julia aún no se había puesto las gafas y no había reparado en la ventana abierta). Cuando los calcetines de Caitlin tocaron el linóleo, se resbaló y su cuerpo golpeó contra la tela mosquitera de la ventana.

Mientras corría al baño, ya sabía lo que vería... o, mejor dicho, lo que no vería.

"Ella se cayó por la ventana", repetía Julia una y otra vez.

Allí estaba Caitlin, tres pisos más abajo, yaciendo inconsciente en el duro suelo de barro.

No puedo describir la angustia que sentí en ese momento, ni la rapidez con que pasaron esos primeros momentos. Sin darme cuenta, estaba bajando las escaleras, rodeando el edificio, y llorando mientras sostenía a Caitlin en mis brazos.

"¿Qué estás haciendo?" Gritó Julia, que venía dando la vuelta a la esquina justo detrás de mí. "¿Por qué no estás haciendo algo?"

Fue entonces cuando me di cuenta de que Caitlin literalmente se había caído.

De papá a médico de la hija

Mirando la imagen sin vida de Caitlin, por un momento, me quedé congelado. ¿Caitlin seguía viva? Si lo estaba, ¿le había provocado parálisis si ella tenía un traumatismo en la columna vertebral cuando la levanté?

"Has sido entrenado para saber qué hacer", dijo Julia, con su sabiduría intuitiva tan práctica como siempre. "Solo hazlo".

El médico en mí se hizo cargo.

"Llama a una ambulancia", le dije, revisando su pulso. Había pulso, pero era débil. Y Caitlin no estaba respirando.

De forma automática, le di respiración boca a boca.

No hubo respuesta. Intenté nuevamente.

No hubo respuesta. Intenté nuevamente.

No hubo respuesta. Intenté de nuevo, con el corazón en un hilo.

Después de pasar momentos de agonía, su respiración y ritmo cardíaco comenzaron a volver, pero Caitlin no podía respirar por sí misma sin respiración boca a boca durante mucho tiempo. Esperamos lo que parecieron horas a la ambulancia, y Caitlin seguía inconsciente. Seguí dándole respiración boca a boca.

¿Las incontables horas que había pasado lejos de mi familia en el hospital salvarían a Caitlin?

Un paciente en mi propio hospital

Cuando llegamos al hospital, corrimos a la sala de emergencias. ¡Qué inversión de roles! La última vez que había estado allí, era médico; todo estaba en orden; y sentía que tenía el control.

Las mismas IV, luces, y camas seguían allí, pero todo lo demás había cambiado.

En mi mente estaba claro que mi familia necesitaba desesperadamente la ayuda de mis colegas.

Después de que la examinaran en traumatismos de la sala de emergencias, Caitlin fue trasladada a la Unidad de Cuidados Intensivos en el segundo piso. Como Julia estaba tan deshidratada por las náuseas, fue internada tres pisos más arriba. Le prometí a ella, que estaba en el quinto piso, que haría todo lo posible para asegurarme de que nuestra hija recibiera la mejor atención.

Durante las siguientes horas y días confusos, vagué entre el segundo y el quinto piso, a veces con Julia, a veces sin ella. Mi principal recuerdo es la sensación constante de que atravesaría el fuego para ayudar a mi hija y a mi esposa. Les agradecí a mis colegas, profesionales capacitados, en quiénes sabía que podía confiar.

Fue una experiencia del proceso hospitalario desde el otro lado... una lección de lo que había sabido intelectualmente durante años: tener a un ser querido, especialmente a un niño que sufre, produce las emociones más insoportables que un humano pueda sentir.

Integrando la experiencia como médico

Lo comparto, querido lector, para que sepa que le hablo como cirujano-científico **y** como padre.

Sorprendentemente, milagrosamente, Caitlin no solo sobrevivió, sino que desde entonces ha mejorado, y no tiene lesiones permanentes. Si bien hoy es una mujer feliz y completa, nunca olvidaré cómo fue ser su padre cuando evaluábamos las opciones de tratamiento, tomábamos decisiones críticas, y atravesábamos su proceso de recuperación. Tal vez mi mejor recuerdo, sea la importancia de la comunicación con los seres queridos, así como las explicaciones sencillas de los equipos médicos en momentos de gran estrés.

Sé lo que es atravesar situaciones traumáticas y tomar decisiones que cambian la vida de un hijo. Sé lo que es anhelar recibir información y consejos. ¿Qué opciones de tratamiento se encuentran disponibles? ¿Cuál es la probabilidad de éxito? ¿Cuáles son los diferentes riesgos de las diferentes opciones? Incluso para mí, alguien que "maneja la medicina", las opciones eran casi abrumadoras. Al tratar a mis pacientes hoy en día, me doy cuenta de lo importante que es la comunicación precisa, respetuosa y veraz para padres con hijos en situaciones médicas.

También sé lo inestimable que es contar con la colaboración de expertos médicos de confianza que estén motivados para hacer todo lo posible para tratar a su hijo.

Entendiendo las necesidades de los niños con CAAM

Al igual que otros médicos, aprendí por primera vez sobre CAAM durante mi residencia a fines de los años ochenta. En la década de 1990, noté que muchos pacientes con CAAM tenían problemas serios en situaciones auditivas normales, incluso después de recibir tratamiento. Al principio, no pensé mucho en esto. Después de todo, la cirugía para corregir CAAM es una de las más difíciles de llevar a cabo. De hecho, es tan difícil que muchos cirujanos de oídos no les recomiendan el procedimiento a los pacientes.

Aprendí, trabajando con niños que necesitaban implantes cocleares, que la intervención temprana mejoró dramáticamente los resultados de audición y lenguaje, especialmente en los primeros meses y años de vida. Como los pacientes de CAAM recibían un tratamiento generalmente entre los 10 y los 12 años de edad, me pregunté si el momento en que se realizaba el tratamiento era un factor que contribuía a los malos resultados que observé.

En ese momento, el tratamiento con CAAM requería una serie de cinco o más cirugías individuales. Las primeras cuatro cirugías corregían la apariencia de la oreja externa y provocaban un defecto significativo en el lugar en el que se tomaba cartílago del tórax para formar la oreja. La última cirugía restauraba el canal auditivo faltante. Ésta secuencia nunca se había cambiado.

Durante los primeros años de mi carrera, tuve la fortuna de tratar un tipo de tumor cerebral que involucra el nervio auditivo. En la mitad de mi carrera profesional, tuve la bendición de estar involucrado en los primeros días de que apareciera un dispositivo implantable que puede brindar audición a personas sordas, llamado implante coclear. En el 2003, como necesitaba un nuevo desafío, comencé con el Centro Internacional para la Reparación de Atresia y Microtia en Global Hearing, mi organización, para desarrollar mejores formas de tratar CAAM. Como verá, participan diferentes especialistas en la evaluación y el tratamiento de la afección. Al reunir a estos expertos bajo un mismo techo, esperaba que colaboráramos para desarrollar soluciones nuevas e innovadoras.

En el 2004, invité al Dr. John Reinisch para que hablara en la conferencia sobre discapacidad auditiva que mi equipo organiza desde hace 27 años. Ahora realizamos múltiples conferencias como ésta en todo el mundo cada año (consulte atresiarepair.com para obtener una lista actualizada). Él habló sobre una nueva técnica que había desarrollado para corregir quirúrgicamente el oído externo. Mientras escuchaba, me di cuenta de algo importante: el canal auditivo podía corregirse quirúrgicamente **antes** de reconstruir el oído externo, utilizando la nueva técnica del Dr. Reinisch. (Poco después, me di cuenta de que estas dos cirugías individuales podían realizarse juntas **el mismo día,** pero hablaremos de eso más adelante). El Dr. Reinisch confirmó que su parte del procedimiento podría realizarse con éxito, independientemente de si la cirugía del canal auditivo se realizaba antes o después de su trabajo en el oído externo. Comencé a reconstruir los canales auditivos de los pacientes con CAAM *antes* de la cirugía del oído externo, por primera vez en el mundo, desde el inicio de mi carrera.

Cuando compartí el éxito de los primeros procedimientos del canal auditivo en un artículo en el 2009, este novedoso enfoque no fue aceptado.[1] Alteraba los métodos existentes y amenazaba con eliminar la necesidad de realizar múltiples procedimientos, y reducirlos a una sola cirugía. Hoy, una década después, la estrategia ha demostrado consistentemente mejores resultados en el tratamiento de CAAM.

Me complace informar que hemos visto una notable mejora en la audición y el desarrollo del lenguaje de los pacientes que se someten a una reparación de atresia cuando tienen entre tres y cinco años de edad.

Darle a alguien el don de escuchar, ya sea con un oído o con ambos, es un gran negocio. Demuestra ser una experiencia gratificante, y entiendo que los padres confían profundamente en los médicos que eligen para tratar a sus hijos. Encontrar un plan de tratamiento para CAAM en su hijo puede ser abrumador. Esta afección casi siempre es inesperada y se descubre al nacer. Los padres se enfrentan a una nueva afección que ellos, y algunas veces sus médicos, nunca han visto, que casi no conocen, y puede ser difícil encontrar información precisa. Tengo la intención de rectificar esa brecha de información con este libro.

En las siguientes páginas, lo ayudaré a comprender claramente las opciones y los resultados que tiene frente a usted, y le explicaré con franqueza y honestidad lo que haría por mi propio hijo y por qué.

Espero que conozca a los increíbles miembros de nuestro equipo. Le debo mucho al personal, a los proveedores de atención médica, a los médicos y a los cirujanos de Global Hearing que promueven el arte y la ciencia de tratar esta afección.

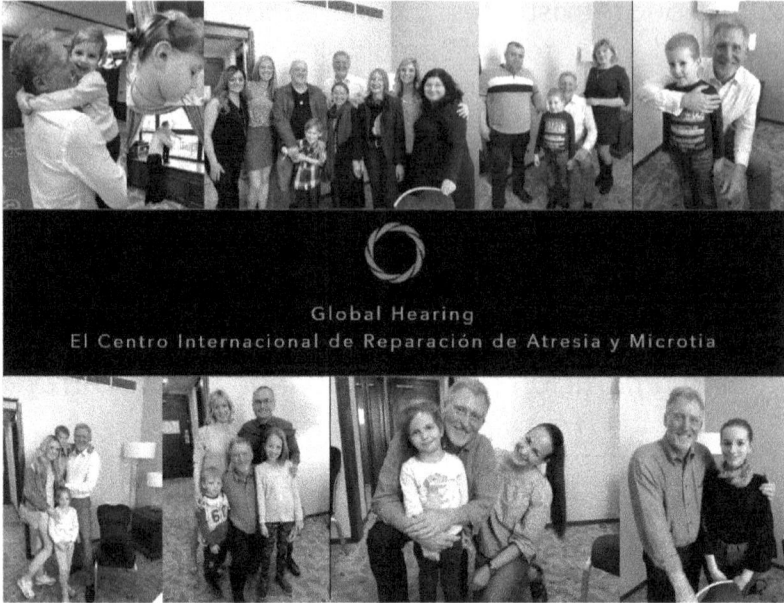

Global Hearing
El Centro Internacional de Reparación de Atresia y Microtia

¿Qué es CAAM?

La Atresia aural congénita y microtia (CAAM) no se desarrolla con el tiempo. Es una anomalía en el oído que está presente desde el nacimiento.

Definiciones: Atresia, Microtia y CAAM.

Por separado, la atresia hace referencia a un canal auditivo anormal, y la microtia hace referencia a un oído externo anormal. Cuando éstas afecciones aparecen juntas, se conocen como Atresia aural congénita y microtia (CAAM).

Introducción

Para entender CAAM, debe saber cómo funciona la audición en un oído normal. El oído externo enfoca la energía del sonido a través del canal auditivo abierto. Las diminutas vibraciones del sonido causan una vibración en el tímpano: una delicada y delgada membrana de tejido vivo en el extremo del canal auditivo, que separa el oído medio del mundo exterior, con aire en ambos lados. Las vibraciones del tímpano se transfieren a tres huesos del oído medio, que actúan como una palanca para amplificar la energía del sonido y transferirla al oído interno, el cual está lleno de líquido. El líquido del oído interno recibe una onda de presión, que entra en la cóclea, la cual tiene forma de caracol. En la cóclea, las terminaciones nerviosas son estimuladas por la onda de presión enviada por los huesos del oído medio, y se envían impulsos eléctricos al cerebro. Estos impulsos son percibidos y procesados por el cerebro en forma de sonido.

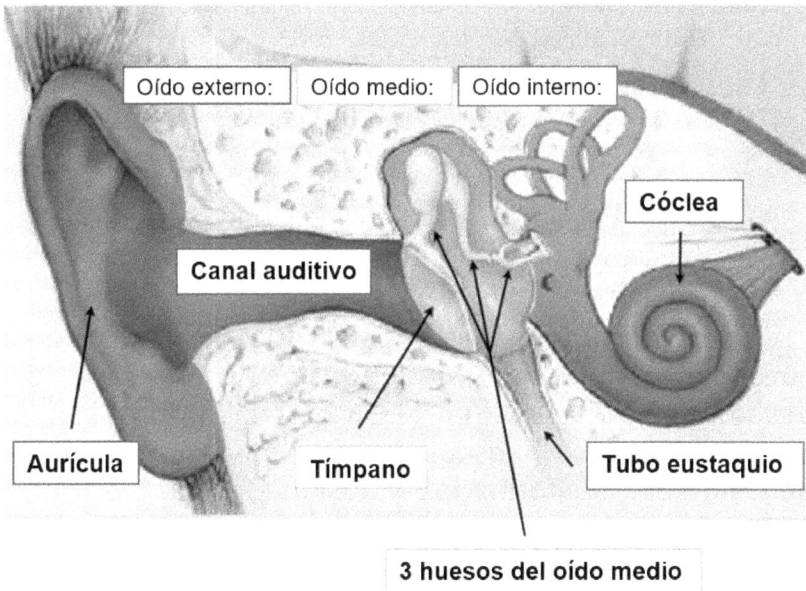

La anatomía de un sistema auditivo normal: el oído externo (aurícula), el canal auditivo, el tímpano, el oído medio (que

contiene los tres huesos del oído medio) y el oído interno (que consiste en la cóclea en forma de caracol y el nervio auditivo, que transmite sonido al cerebro).

En el caso de la **atresia**, los bebés no pueden escuchar los sonidos normales porque no tienen ni un canal auditivo, ni un tímpano normales. Hay hueso ocupando el espacio en el que suele estar el conducto auditivo, y el tímpano es inexistente.

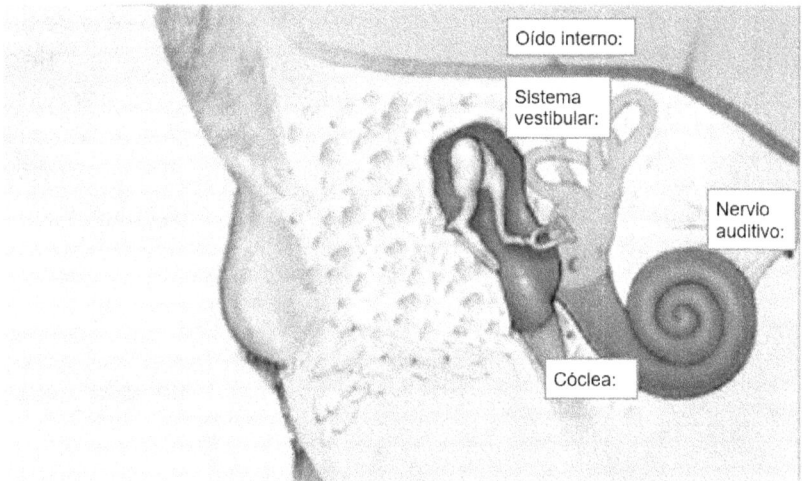

600 interno:

Sistema vestibular:

Nervio auditivo:

Cóclea:

Esta imagen muestra la oreja de un niño con atresia (falta el canal auditivo y el tímpano) y microtia (falta el oído externo).

En casi todos los casos de atresia, los niños tienen huesos del oído medio, que usted ahora sabe que desempeñan un papel en el procesamiento del sonido. Sin embargo, los huesos del oído medio suelen estar parcialmente malformados y fusionados con el hueso anormal circundante, lo que les impide vibrar. También, debido a la ausencia del tímpano, las estructuras auditivas normales son inútiles sin intervención quirúrgica. Afortunadamente, el oído interno y el nervio auditivo son casi siempre normales. En términos simples, a menudo es posible restaurar la audición abriendo quirúrgicamente el canal auditivo, movilizando los huesos del oído medio y formando un tímpano, o mediante otras opciones de tratamiento resumidas en este libro que pueden obviar la falta de un canal auditivo/tímpano/sistema óseo del oído medio.

Los niños que nacen con oídos externos anormales, o sin ningún oído en absoluto, tienen una afección llamada **microtia**. Debido a que el oído externo generalmente es responsable de capturar las ondas de sonido, esta afección también contribuye a la pérdida auditiva. Su aspecto puede tener importantes efectos sociales y psicológicos en la vida de los niños. (Nota: la atresia aural y la microtia generalmente ocurren juntas. La atresia puede ocurrir como un problema aislado en un oído externo normal. Sin embargo, la microtia siempre viene acompañada de anomalías del canal auditivo y nunca aparece sola).

Muchos médicos no se dan cuenta de que la atresia y la microtia están relacionadas, sino que creen que son afecciones independientes.

Las opciones para el tratamiento de la microtia (reconstrucción del oído) son sencillas. Es importante coordinar la reparación de la atresia, que es más complicada y requiere de equipos y técnicas quirúrgicas mucho más especializados que la reparación de la microtia, cuando se investigan las opciones de tratamiento. Por primera vez en la historia, nuestros médicos han podido combinar el tratamiento quirúrgico el mismo día para ambas afecciones.

Los puntos importantes de este libro

Si está leyendo este libro, es muy probable que su hijo tenga CAAM. Si este es el caso, también es probable que esté estresado, pensando mucho en esto, y tal vez no esté seguro de qué hacer. Probablemente esté preocupado por lo que debe hacer, a la vez que está resuelto a hacer lo que sea necesario para tratar a su hijo. Por lo tanto, ésta sección resume los puntos más importantes de este libro.

Sobre el cuidado emocional y apoyo familiar

- **Hable con su familia.** ¿Cómo están sus emociones y su corazón? Lidiar con los problemas de salud de un niño puede ser difícil, especialmente al principio. Casi todos los padres se sorprenden cuando se enteran de que su bebé tiene CAAM, y el tiempo y el esfuerzo que conlleva aprender sobre la afección puede ser estresante. Es normal experimentar diversos grados de ira, culpa, impotencia, negación, miedo, tristeza y dolor.

- **Consulte con su pareja.** Los padres atraviesan sus viajes emocionales únicos y a diferentes ritmos. No olvide consultar con su pareja y los miembros de su familia para ver en qué punto de su viaje se encuentran.

- **No deje que las emociones lo superen.** Si bien es importante procesar las emociones, también pueden impedir la toma de decisiones a tiempo. Es común que un padre necesite más tiempo que otro para procesar su reacción ante la afección de su hijo. En el caso de CAAM, en la que esperar para tratar la afección puede afectar la vida entera del niño, es importante equilibrar la empatía y el apoyo con acciones.

- **Sepa que esto no es su culpa.** La CAAM generalmente no es causada por ninguno de los padres. Si bien hablaremos sobre las posibles causas de la afección más adelante, sepa que no es su culpa.

Sobre la evaluación de las opciones de tratamiento

- **Vea la línea de llegada desde la salida.** Está a punto de enfrentarse a muchas decisiones importantes. Saber lo que quiere para su hijo a largo plazo, lo ayudará a tener confianza al sopesar diferentes opciones.

- **La educación es esencial.** Los padres que desean que sus hijos con CAAM escuchen, hablen y se desarrollen al nivel más alto posible deben adquirir conocimientos sobre CAAM para tomar decisiones rápidas sobre el tratamiento, la terapia y la educación.

- **La audición es más importante.** Es fácil enfocarse en la apariencia de la oreja. Sin embargo, a medida que su hijo crece, el déficit funcional de la discapacidad auditiva no tratada, es un problema mayor en el gran esquema de la vida. Tengo muchos pacientes adultos con CAAM que trataron la deformidad cosmética de la microtia pero no trataron su pérdida auditiva, y en la actualidad desearían haberlo hecho. Muchos no tenían las opciones que tenemos hoy, otros actuaron con poca información, pero algunos simplemente ignoraron el problema.

- **La CAAM de un solo lado tendrá graves implicaciones auditivas más adelante en la vida.** Necesitamos dos oídos para desarrollarnos y funcionar normalmente (véase más adelante en el libro). Si bien los niños pueden escuchar bastante bien en silencio si tienen CAAM de un solo lado durante los primeros años, algunos médicos les dicen a los padres que no se preocupen por la audición. Ese consejo no es bueno.

- **La CAAM bilateral es una emergencia auditiva.** Los niños con CAAM en ambos oídos (aproximadamente el 10 % de los pacientes en todo el mundo), DEBEN iniciar un tratamiento auditivo en los primeros meses después del nacimiento para poder tener un desarrollo normal.

¡No pase por alto el tratamiento para CAAM de un solo lado! El consejo de que "la audición de un solo oído es suficiente" es erróneo.

Sobre la toma de decisiones

- **El período para reparar la pérdida de audición es limitado.** Debe intervenir y tratar la pérdida auditiva en los primeros años de vida, o perderá el período de tratamiento para siempre.

- **Actúe rápido.** El tiempo es clave para llevar a cabo un tratamiento exitoso de CAAM: cuanto antes busque tratamiento, mejor.

La pérdida de audición afectará a su hijo durante toda su vida si no es tratada. Éste es el mensaje más importante que debe tomar de este libro.

Sobre relaciones extra familiares y apoyo comunitario

- **Contáctese con la comunidad de CAAM.** Además de hablar con sus compañeros, familiares o amigos sobre sus emociones, también es bueno contactarse con otros padres. Muchos de los pacientes y familias de Global Hearing están agradecidos por los consejos que recibieron de otras personas que anduvieron el camino antes que ellos y compartieron experiencias y consejos. (Puede encontrar muchas comunidades de apoyo en Internet, muchas de las cuales se reúnen ocasionalmente. Tenga en cuenta que éste libro no necesariamente respalda los consejos dados en estos grupos). Si tiene el coraje de comunicarse, se sorprenderá de lo mucho que esto puede ayudarlo. El ciclo también puede repetirse a medida que tiene la oportunidad de ayudar a otros.

Los puntos más importantes de todos

- **La pérdida de audición es una discapacidad. La audición normal y la función cerebral requieren de dos orejas**. La audición temprana, y en el caso de la pérdida auditiva, el tratamiento auditivo, produce los mejores resultados. Cuando el tratamiento se retrasa más allá de los primeros años de vida, el impacto es de por vida y no puede revertirse con un tratamiento en edades avanzadas.

- **Cuanto antes reciba tratamiento su hijo, mejor.** Estudios recientes han mostrado otro fenómeno alarmante: las deficiencias auditivas a largo plazo pueden mantenerse incluso después de que se haya tratado la pérdida auditiva asimétrica, si la corrección no se completó en una etapa temprana de la vida dentro del "período de tiempo crítico".[2]

- **Su hijo requiere de un plan de atención personalizado.** Si bien éste libro proporciona un marco para la evaluación y educación sobre las opciones de tratamiento, la pérdida de audición de su hijo requerirá una atención altamente personalizada para que sea efectiva. Dado que la anatomía de cada niño con CAAM varía, varían también las opciones para su reparación y éxito. Solo un especialista calificado puede ayudarlo a crear su propio plan de tratamiento personalizado.

- **Tenga confianza en el futuro de su hijo.** Por más difícil que sea creerlo, hay cosas peores en la vida que CAAM. El tratamiento puede llevar mucho tiempo, ser difícil y costoso, pero, en última instancia, puede derivar en un desarrollo normal sin limitaciones para su hijo.

- **Comunique su confianza a su hijo.** Si bien es importante reconocer y hablar sobre sus sentimientos, no le dé a su hijo la sensación de que CAAM lo limita. Cuando las familias aceptan su situación con honestidad y valentía y ejecutan un plan de tratamiento oportuno, sus hijos pueden experimentar vidas plenas y sin inhibiciones.

Cómo usar este libro

Este libro intenta ser un manual para padres de niños con CAAM. Reúne los conocimientos que mi equipo ha recopilado al evaluar a más de 5.000 niños en 100 localidades internacionales, mientras se realizaban más de 3.000 cirugías de CAAM durante más de 20 años. Puede leer este libro de principio a fin en el orden en el que lo escribimos. También diseñamos el contenido a propósito para que pueda saltar de una sección a otra, ya que necesita información diferente a lo largo del desarrollo de la afección de su hijo.

Los primeros dos capítulos explican cómo se desarrollan la audición y el lenguaje normales, y qué es lo que no funciona en el caso de un niño con CAAM. Los siguientes capítulos exploran las pruebas y la evaluación, las opciones de tratamiento y los resultados. Estos capítulos siguen una secuencia que he perfeccionado y que me ha parecido sumamente efectiva a lo largo de muchos años de presentaciones y comunicación en conferencias con los padres. Si usted aprende mejor de forma visual, envíenos un correo electrónico a atresiarepair@calear.com y le daremos acceso a un video de la última conferencia sobre CAAM.

En definitiva, su hijo necesitará un plan de tratamiento personalizado que requiere la consulta con un profesional médico. Al leer y comprender la información de este libro, estará preparado para comprender sus opciones y determinar el plan de acción óptimo para su hijo en consulta con un especialista.

Revisión del capítulo

- La CAAM es un defecto congénito de nacimiento que afecta el oído externo y el canal auditivo.

- Si bien la pérdida de audición es una discapacidad, hay esperanza.

- La audición normal requiere de los dos oídos.

"Mi vida podría haber sido tan diferente"

Global Hearing recibió esta carta de una mujer con CAAM de un solo lado, a quien no hemos tratado. Ella describe con precisión algunos de los desafíos que enfrenta con la discapacidad asociada con la pérdida auditiva de un solo lado. Le sugiero que lo lea ahora. También le pediré que vuelva a leerlo más adelante después de que sepa más sobre CAAM. Entonces comprenderá por qué tuvo tanta dificultad en algunas situaciones auditivas.
Estimado Dr. Joe Roberson,

Acabo de ver su video sobre microtia y atresia y estoy llorando. Siempre me he sentido tan sola y casi loca. Después de ver su video, me doy cuenta de que no lo estoy.

Mi vida pudo haber sido tan diferente.

A temprana edad, mi madre sospechó que algo no estaba bien y me llevó a muchos especialistas. Todos dijeron que no debía preocuparse, que mi audición estaba bien; mi oreja izquierda era más pequeña que la derecha.

En la escuela, me metía constantemente en problemas. Cuando leíamos libros en voz alta en clase, cada estudiante continuaba donde había terminado el lector anterior. Nunca pude hacer eso.

Me dijeron que era traviesa. Los maestros me preguntaban por qué no estaba escuchando.

Los niños se burlaban de mí y decían que era muda. No podía seguir las conversaciones y constantemente preguntaba de qué estaban hablando. No sabía que no podía escuchar.

Comencé a creer que simplemente no era lo suficientemente buena.

Terminé odiando tanto la escuela que faltaba casi día por medio. En mi último año, empecé a negarme a ir. Estudiaba en casa y solo iba a la escuela a presentar los exámenes. Terminé la escuela, no muy bien, pero la terminé.

En algún momento de mi vida adulta, me di cuenta de que mi audición no era normal. Me hice análisis y descubrí que estaba sorda del lado izquierdo. Me sometí a algunas operaciones para agrandar el canal auditivo. Mi tercer hijo nació con microtia y atresia del lado izquierdo [Nota: esto es muy inusual. ya que solo un porcentaje muy pequeño de CAAM afecta a las siguientes generaciones]. Estaba devastada. Me sentía responsable de que él fuera así.

Solo ahora, a los 40 años, realmente me doy cuenta del profundo impacto que mi discapacidad auditiva ha tenido en toda mi vida. Miro hacia atrás, y me rompe el corazón.

Podría haber llegado a ser mucho más.

Todavía me siento ansiosa cuando estoy en un grupo de personas, y me siento incompetente en las conversaciones. Aunque ahora puedo escuchar, siento que carezco de capacidad cognitiva. Esto ha matado cualquier posibilidad de tener confianza.

Le escribo para agradecerle por educar a las personas sobre la importancia de la audición, especialmente desde una edad temprana. Tengo tantas cicatrices emocionales por todo lo que soporté. Ningún niño debería tener que pasar por esto.

– Una madre con CAAM

Capítulo 1

Audición y desarrollo del lenguaje

Aproximación al capítulo

En este capítulo, veremos:

FUNDAMENTOS DE LA AUDICIÓN: qué es el sonido y cómo funciona la audición

FUNDAMENTOS DEL LENGUAJE: cómo desarrollan los niños la capacidad de entender y usar el habla

PÉRDIDA AUDITIVA: qué efecto tiene la pérdida auditiva en la vida de los niños

---

Cómo funciona la audición normal y el sonido

Aunque pueden ser pequeños, los sistemas auditivos de los niños son poderosos. Con la precisión de instrumentos finamente afinados, sus oídos capturan y procesan ondas de sonido, y en última instancia los envían a sus cerebros como señales eléctricas.

Esta sección describe ese proceso.

Primero, ¿qué es el sonido?

El sonido es una vibración compleja transmitida a través del aire. Imagine una piedra lanzada a un estanque. Cuando la piedra toca el agua, una onda se desprende en todas las direcciones. El sonido funciona de manera similar.

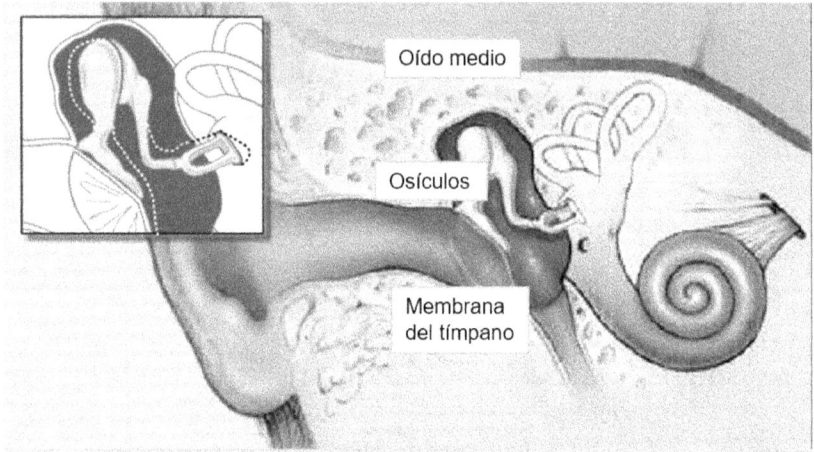

El sonido ingresa al oído externo y viaja por el canal auditivo. Luego viaja a través del tímpano, haciendo que los osículos vibren en el oído medio.

¿Cómo funciona el sonido?

Cuando algo hace un sonido, las vibraciones se alejan del origen en todas las direcciones. Si las personas están en el rango de audición, sus oídos externos capturan y envían ondas de sonido por sus canales auditivos a sus tímpanos.

Los componentes del sistema auditivo

La oreja y el canal auditivo

El oído externo captura las ondas de sonido cercanas y las envía por el canal auditivo.

El sistema auditivo promedio captura más del 99,9 % de las ondas de sonido que entran al canal auditivo.

El tímpano

El tímpano (o membrana timpánica en el gráfico) está cubierto con piel. Tiene una capa media de tejido conectivo y está cubierto por dentro con el mismo tejido que recubre nuestra nariz y boca, llamado mucosa. Para que la audición funcione correctamente, la delgada membrana de tejido necesita aire en ambos lados para que pueda vibrar libremente. Cuando la onda de sonido golpea el tímpano, se produce una pequeña vibración de entrada y salida.

Huesos del oído medio

Los tres huesos del oído medio (llamados osículos en la terminología médica), luego transmiten esta vibración a la cóclea llena de líquido.

La cóclea

La cóclea está llena de líquido y está recubierta con pequeñas estructuras llamadas **células ciliadas** receptoras del nervio. Estas células se ven como pequeños pelos y se balancean cuando las vibraciones del sonido hacen que el líquido en la cóclea se mueva. Piense en estas células ciliadas como finas hojas de hierba en el fondo de un estanque. A medida que la corriente se mueve, la hierba se balancea de un lado a otro. El movimiento de las células ciliadas hace que se enciendan impulsos eléctricos.

El nervio auditivo

El nervio auditivo recibe las señales eléctricas de las células ciliadas y lleva el impulso eléctrico generado por las células receptoras de nervios al cerebro.

El cerebro

El cerebro es el centro de procesamiento primordial de las señales eléctricas entrantes del sistema auditivo, casi como una computadora. Aquí, los impulsos eléctricos se identifican como sonido y se decodifican para interpretar su significado inherente.

El sistema auditivo completo es tan pequeño que todo el oído interno está lleno con solo unas pocas gotas de líquido. ¡Los cirujanos deben usar microscopios para realizar operaciones de oído!

Cómo trabajan juntos los componentes auditivos para crear sonido

La gente normalmente piensa en el **oído externo** cuando escucha la palabra *oreja*. El **canal auditivo** funciona como un túnel, que transporta el sonido desde el oído externo hasta el **tímpano**. El tímpano lleva las vibraciones de sonido a los huesos del **oído medio**, u **osículos**, que transmiten las vibraciones de sonido al **oído interno**. Llamado **cóclea**, el oído interno está lleno de líquido. Es responsable de convertir las vibraciones en señales eléctricas que luego interpreta el **cerebro**.

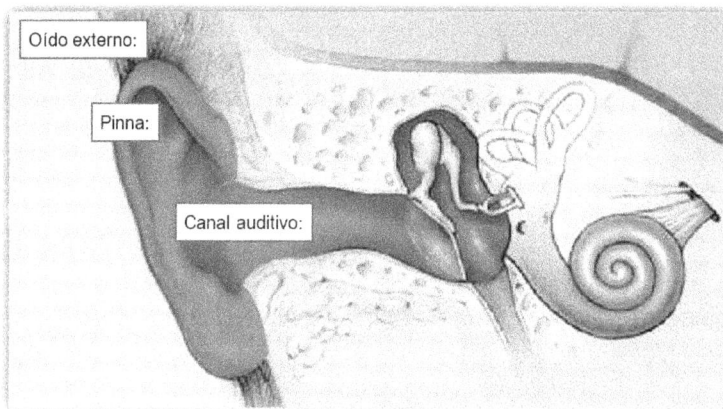

Anatomía normal del oído humano. Las ondas de sonido se transmiten a través del canal auditivo, golpeando el tímpano, y luego se transmiten al oído interno (cóclea).

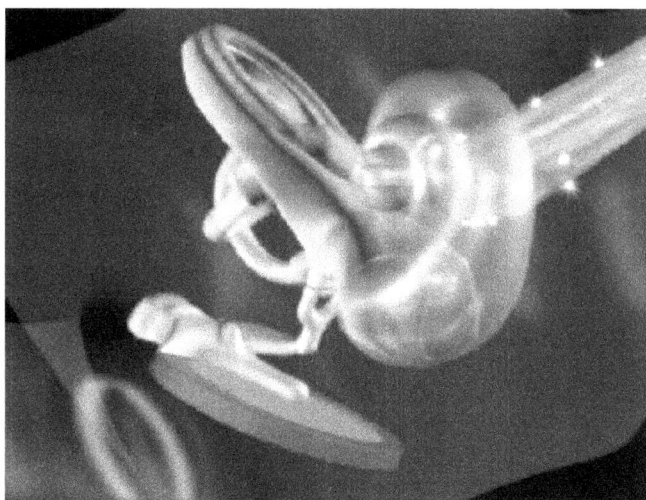

Las vibraciones que entran en el oído interno lleno de líquido estimulan las células ciliadas dentro de la cóclea, provocando señales eléctricas que son transportadas por el nervio auditivo al cerebro, donde se interpretan como sonido.

Cómo se desarrolla el sistema auditivo

Los sistemas auditivos comienzan a desarrollarse de forma temprana durante el embarazo, comenzando casi inmediatamente después de la concepción. El desarrollo ocurre en tres fases y se completa dentro del primer trimestre.

Tres etapas del desarrollo de la audición prenatal

El oído se desarrolla en forma temprana en el embarazo en tres etapas.

1. El oído interno está casi completo un mes después de la concepción.
2. El canal auditivo se forma antes de que la mayoría de las mujeres sepan que están embarazadas.
3. A los 52 días, el oído externo ya está formado.

Etapa 1: oído interno

El oído interno comienza a formarse cuando el feto es pequeño y está casi completo un mes después de la concepción. La cóclea comienza como una bola de células. Luego migra a la base del cráneo y forma esa estructura.

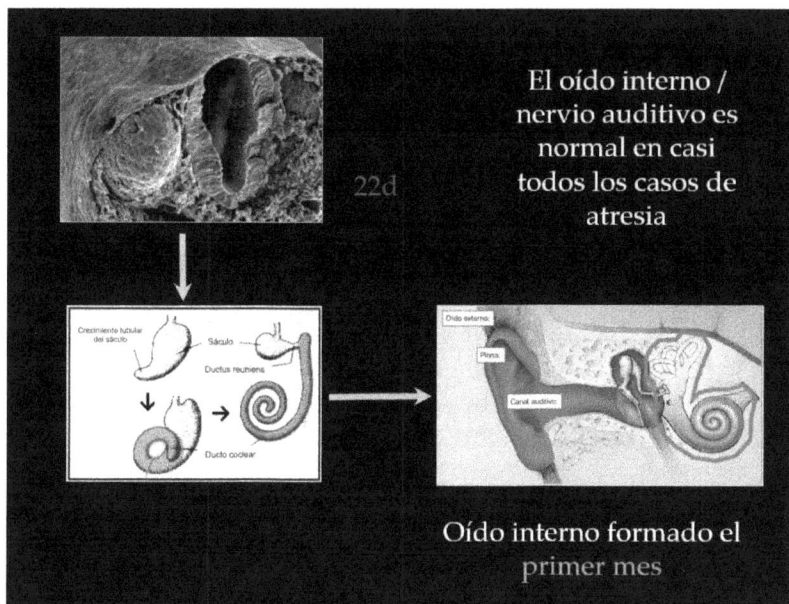

El oído interno /
nervio auditivo es
normal en casi
todos los casos de
atresia

Oído interno formado el
primer mes

El desarrollo del oído interno se completa dentro del primer mes de gestación. El desarrollo de éstas estructuras suele ser normal en pacientes con CAAM.

Etapa 2: canal auditivo

Después de que se forma el oído interno, se desarrolla el canal auditivo. Comienza a crecer desde el exterior del cráneo, donde el canal auditivo es visible externamente y crece hacia el oído interno. Una abertura similar también crece desde la parte posterior de la garganta al mismo tiempo.

Cuando los dos tractos se encuentran, se forma el canal auditivo abierto, con el tímpano en el medio. Este proceso se completa antes de que la mayoría de las mujeres sepan que están embarazadas.

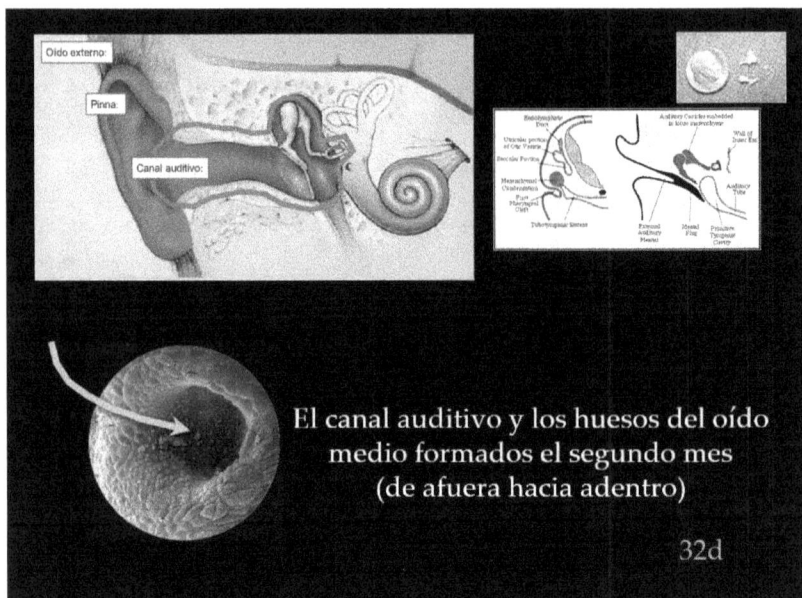

El canal auditivo y los huesos del oído medio formados el segundo mes (de afuera hacia adentro)

32d

El desarrollo del canal auditivo y de los huesos del oído medio en un oído normal se completa en el primer trimestre del embarazo. Por definición, el desarrollo de estas estructuras siempre es anormal en pacientes con CAAM.

Etapa 3: oído externo

El oído externo es lo último que se desarrolla. Seis montículos de tejido se forman, crecen, giran y se fusionan para formar el oído externo. A los 52 días, el oído externo está completamente formado.

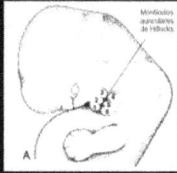
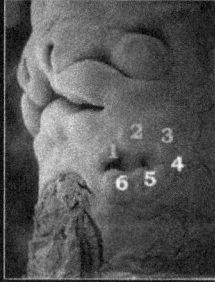
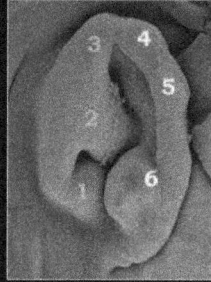

Por último, se desarrolla el oído externo

40d ———————— 52d

Desarrollo de las estructuras del oído externo en el útero. El oído externo es lo último que se desarrolla y queda completamente formado dos meses después de la concepción.

¿Pueden escuchar los niños durante el embarazo?

Sí. Los bebés escuchan en el útero y durante el parto. En ambos contextos, el sonido activa el oído, los nervios auditivos y el cerebro. En ausencia de una estimulación sonora normal debido a las anomalías del sistema auditivo presentes en CAAM, el cerebro generalmente no es estimulado y, como resultado, lucha por madurar completamente.

Cómo afecta la audición al aprendizaje y al desarrollo del lenguaje

La capacidad de su hijo para hablar, leer y escribir está inextricablemente relacionada con la audición normal. Sin sonido ni audición, el habla no se desarrolla como podría y debería, incluso desde antes del nacimiento. El acceso limitado a la audición y al sonido también puede limitar la capacidad de su hijo para leer y escribir.

¡Los estudios muestran que muchos adultos con pérdida auditiva total leen en un promedio del nivel de la escuela primaria, probablemente debido al limitado acceso al sonido! Este es un tema sensible para algunas personas.

El sonido solo estimula el crecimiento de la audición de un niño al máximo durante un período limitado. Si pierden este período crítico, los niños pierden la oportunidad de desarrollar una audición normal para siempre. La mayor parte del desarrollo de la audición y el lenguaje ocurre dentro de los primeros cinco años de vida, y se completa en su mayoría en la adolescencia temprana.

¿La pérdida de audición perjudica el desarrollo cerebral?

¡Sí! Los efectos pueden durar toda la vida cuando el oído interno, los nervios auditivos y el cerebro de un niño no se estimulan durante los primeros meses y años de vida.

Cuando estas estructuras reciben sonido durante el embarazo, la infancia y la niñez temprana, activan las conexiones neuronales, tanto en número como en tamaño. Por el contrario, si no se accede al sonido en una etapa temprana de la vida, la cantidad y el tamaño de las conexiones neuronales se reducen significativamente.

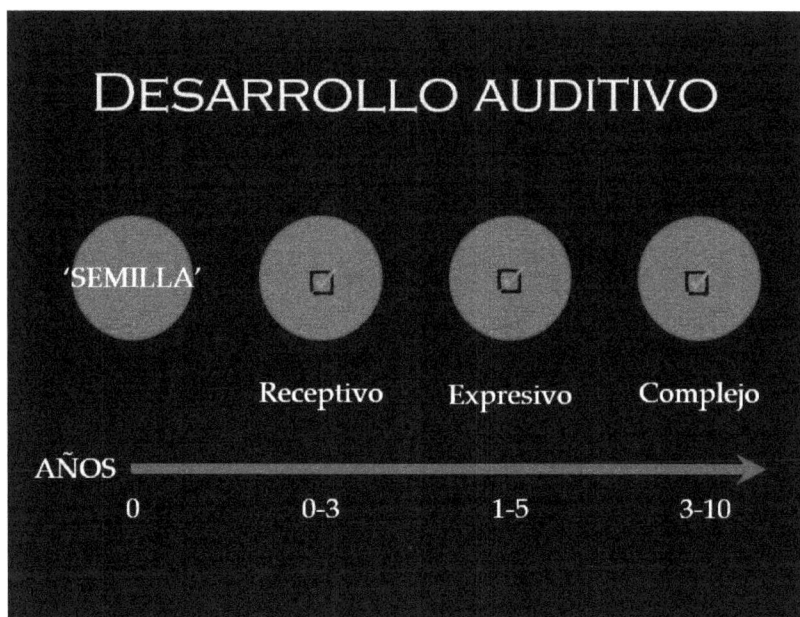

Etapas del desarrollo auditivo normal por edad en años: lenguaje receptivo (0-3 años), lenguaje expresivo (1-5 años) y lenguaje complejo (3-10 años).

Cómo aprenden a hablar los niños

Normalmente, los niños que oyen desarrollan **un lenguaje receptivo** antes de decir alguna palabra.

El lenguaje receptivo es la capacidad de entender las palabras dichas. Se desarrolla antes de que los niños puedan decirlas.

Cuando aprende un nuevo idioma, a menudo es más fácil entenderlo que hablarlo, especialmente al principio. Del mismo modo, los niños entienden las palabras incluso antes de que ellos mismos puedan hablar. Por ejemplo, cuando mis hijos tenían alrededor de 12 meses, se emocionaron cuando les pregunté si querían una galleta, a pesar de que carecían del vocabulario para pedir una.

El período de desarrollo máximo del lenguaje receptivo varía desde aproximadamente el nacimiento, hasta los tres años de edad.

¿Cuándo desarrollan los niños la capacidad de hablar?

Los niños generalmente ingresan a su fase de **lenguaje expresivo** aproximadamente a la edad de uno o dos años, y el desarrollo generalmente dura aproximadamente cinco años. En tanto sus sistemas auditivos procesen el sonido, el vocabulario de un niño aumenta rápidamente durante este tiempo y se desarrolla su comprensión de la estructura del lenguaje.

Los estudios muestran que la mayoría de los niños hablan un promedio de cinco palabras alrededor de su primer cumpleaños. Para cuando la mayoría tiene cinco años, su vocabulario ha aumentado a aproximadamente 5.000 palabras.

¡Con la audición normal, es asombroso lo rápido que se desarrollan los niños!

¿Cuándo se completa el desarrollo auditivo?

Los **componentes más complejos de la audición** se desarrollan entre los 5 y los 10 años de edad, y continúan de forma más lenta en la adolescencia. Los ejemplos incluyen la audición direccional (la capacidad de localizar de dónde proviene el sonido) y la audición en entornos ruidosos.

A veces, los padres esperan para tratar la pérdida auditiva hasta que es demasiado tarde, a menudo porque los efectos de la pérdida auditiva no son evidentes hasta el tercer o cuarto grado, donde se manifiestan como bajo rendimiento escolar. En este punto, el tratamiento suele llegar demasiado tarde porque el período crítico para el desarrollo del cerebro y el lenguaje ya ha pasado.

Efectos de la pérdida de audición no tratada

Los efectos negativos comunes de la pérdida de audición tratada demasiado tarde, o no tratada, incluyen comprensión deficiente del ruido de fondo, capacidad de aprendizaje disminuida, relaciones menos satisfactorias y menores ingresos, entre otros.

El período crítico del desarrollo del habla

A pesar de que las capacidades auditivas y de lenguaje se desarrollan en la adolescencia, el período de desarrollo más crítico ocurre en los primeros cinco años de vida. Si bien la mayoría de los datos relevantes se han recopilado en niños tratados con implantes cocleares, la información todavía aplica al desarrollo auditivo en todos los niños. En términos médicos, este período se conoce como **período crítico de desarrollo**. Muchos sistemas corporales tienen períodos críticos de desarrollo similares al sistema auditivo. (Analizo esta investigación en *Hear For Life: Dr. Joe's Guide To Your Child's Hearing Loss.*) Como afirma ese libro (énfasis añadido):

> La pérdida de audición es tratable y el tratamiento puede comenzar desde el nacimiento.
>
> Es extremadamente importante actuar rápidamente una vez que se llega al diagnóstico o hay sospechas de la discapacidad auditiva de un niño.
>
> **Si se pierden los períodos críticos de desarrollo, ninguna intervención puede corregir esas pérdidas. La edad en que comenzó el tratamiento es el factor más importante para predecir el tratamiento exitoso de la discapacidad auditiva congénita en los niños.**

En otras palabras, si no trata la pérdida auditiva de su hijo en los primeros años de vida, el daño puede ser irreversible. Haga algo tan pronto como lo descubra.

Revisión del capítulo

El sonido es una vibración que se propaga como las ondas en el agua.

El sistema auditivo promedio captura más del 99,9 % de las ondas de sonido que entran al canal auditivo.

Los sistemas auditivos normales se desarrollan dentro de los primeros tres meses del embarazo. ¡Los fetos pueden oír incluso durante el embarazo!

La audición afecta el desarrollo del lenguaje y el habla a lo largo de la vida, especialmente en los primeros cinco a diez años de vida.

Los niños que no tienen audición en los primeros años de vida pueden sufrir los efectos durante toda su vida.

La pérdida de audición puede impedir el desarrollo general del cerebro, así como la confianza de los niños, las habilidades sociales e incluso el potencial de ingresos.

Capítulo 2

¿Qué falta en CAAM?

Aproximación al capítulo

En este capítulo, exploraremos:

PROBLEMAS: Tipos y causas de CAAM.

EFECTOS: cómo afecta CAAM el desarrollo de la audición, el lenguaje e incluso el cerebro

INFORMACIÓN IMPORTANTE: por qué los seres humanos necesitan dos oídos y por qué los niños con CAAM unilateral requieren tratamiento

ESPERANZA: ¡Hay esperanza para los niños con CAAM!

Los niños con CAAM no tienen sistemas auditivos normales. No existe un oído externo para enfocar el sonido en el canal auditivo. No hay tímpano. El hueso llena completamente el área donde normalmente debería haberse desarrollado el canal auditivo, y evita que el sonido llegue a los huesos del oído medio. Esto significa que los niños con CAAM no pueden escuchar sonidos normales, como conversaciones, a un volumen normal.

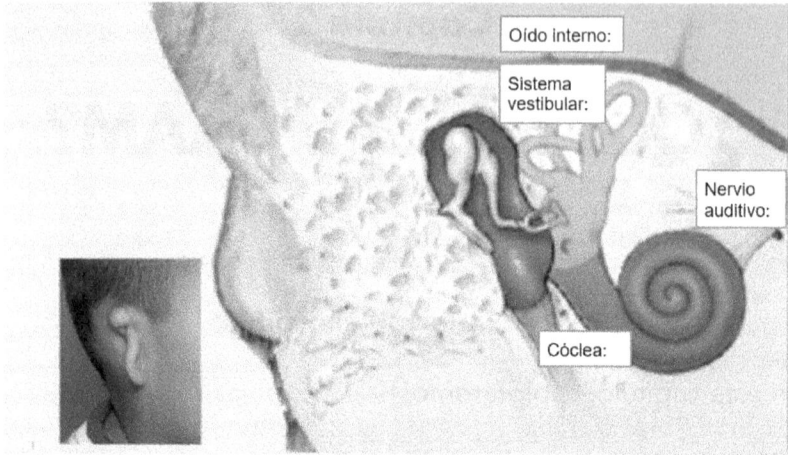

Un ejemplo de anatomía en un oído con CAAM. Obsérvese el canal auditivo ausente, el tímpano y el oído externo.

Puede notar que su hijo puede escuchar sonidos más altos. Esto es posible cuando las vibraciones son lo suficientemente fuertes como para ser transmitidas a través del hueso del cráneo, directamente a la cóclea. Dichos sonidos fuertes permiten probar la función de los nervios auditivos de un niño antes de la cirugía de CAAM. Sin embargo, en el paciente con CAAM, los sonidos a volúmenes normales, virtualmente no se reciben ni se transmiten.

Tipos de pérdida auditiva

Para comprender éste tema, necesito enseñarle un poco sobre la pérdida de audición. La discapacidad auditiva generalmente se divide en tres categorías:

- **La pérdida auditiva neurosensorial,** la cual se debe a una anomalía del nervio auditivo.

- **La pérdida auditiva conductiva,** indicativa de que el oído externo, el canal auditivo, el tímpano o los huesos del oído medio son disfuncionales. En otras palabras, algún problema con el oído externo o medio evita que las ondas de sonido se dirijan con éxito hacia el oído interno.

- **La pérdida auditiva mixta**, la cual incorpora componentes neurosensoriales y conductores.

Tipos de CAAM

El tipo de CAAM que tenga su hijo influirá en el mejor tratamiento.

- **CAAM de un solo lado:** Alrededor del 90 % de los casos de CAAM afecta solo a una oreja. Las anomalías del oído son más comunes en el lado derecho que en el izquierdo. Los bebés varones también tienen la afección con más frecuencia que las niñas.

- **CAAM bilateral:** Alrededor del 10 % de los casos de CAAM afecta ambos oídos. En esta situación, es imperativa la exposición temprana al sonido a través de dispositivos auditivos de conducción ósea. Sin ellos, los nervios auditivos y el cerebro no son estimulados por el sonido, lo que impide el desarrollo del lenguaje de forma normal y puede afectar de manera severa y permanente la función del niño a lo largo de la vida.

- **CAAM parcial:** En un pequeño porcentaje de casos, se produce un canal auditivo y un tímpano parcialmente formados en uno o ambos lados de la cabeza. Es como si el canal auditivo y el oído externo comenzaran a desarrollarse pero se detuvieran antes de completarse.

- **Sólo atresia:** Es raro, pero es posible que los niños nazcan con los oídos externos normales pero con un canal auditivo anormal o ausente. Cuando se produce esta afección específica, es probable que se deba a una enfermedad genética.

Causas de CAAM

Casi todas las madres que tienen un hijo con CAAM se preguntan si hicieron algo durante el embarazo para causar la afección.; no se culpe, ni culpe a su cónyuge.

Por lo que los médicos dicen, la CAAM casi nunca está relacionada con las acciones de los padres o su falta de acción.

Todavía tenemos mucho que aprender sobre la causa de CAAM. A medida que sigamos aprendiendo más, creo que descubriremos que la genética es responsable en la mayoría de los casos. Sin embargo, la afección está influenciada por más factores que un gen anormal. Por ejemplo, he tratado casi dos docenas de pares de gemelos idénticos, donde solo un bebé tenía CAAM a pesar de que los gemelos comparten una genética idéntica. Es raro que ambos gemelos idénticos tengan el mismo defecto de CAAM. Si esta afección se debiera a un solo gen, ambos gemelos idénticos siempre tendrían el mismo defecto de CAAM, ya que los gemelos idénticos tienen una composición genética idéntica. En otros ejemplos, en un pequeño porcentaje de pacientes, sabemos que CAAM es parte de una afección genética más grande (médicamente llamada **síndrome genético**) que incluye anomalías de otros sistemas corporales. Según nuestra comprensión actual de CAAM, los genes parecen ser en gran parte responsables de la afección, algunos de los cuales ya han sido identificados.

Para cuando sus hijos tengan sus propios hijos, creo que podremos responder a la pregunta de todos: "¿Qué causó esto, y cuál es la probabilidad de que mis futuros hijos lo tengan?" Aunque los médicos están haciendo grandes progresos para comprender los indicadores principales de CAAM, aún se desconoce mucho sobre las causas de la afección. En este momento, sabemos lo siguiente:

- **CAAM con frecuencia es independiente de los antecedentes familiares.** En la gran mayoría de los casos, la CAAM afecta a las familias que carecen de antecedentes familiares de anomalías en los oídos.

- **CAAM a veces se asocia con síndromes.** En un pequeño porcentaje de casos, un síndrome genético puede causar la afección. Revisamos dichos síndromes en el Capítulo 3.

- **CAAM no tiende a afectar a la misma familia dos veces.** Los padres que tienen un hijo con CAAM rara vez tienen un segundo hijo con esa afección. La tasa de CAAM para niños que nacen después aumenta ligeramente, a menos que su árbol genealógico lleve un gen que cause un síndrome específicamente asociado con CAAM.

- **CAAM no suele ser hereditaria.** Las personas con CAAM tienen una probabilidad ligeramente mayor de transmitirle la enfermedad a sus hijos. La única excepción es si un padre con CAAM también tiene un síndrome genético; en ese caso, la incidencia de CAAM es mayor.

- **La CAAM parece ser causada por una susceptibilidad genética.** Puede ser causado por otro factor del ambiente que trabaje junto con una susceptibilidad genética. Un área reciente de desarrollo llamada epigenética puede ayudar a resolver éstas cuestiones.

Cómo se ven afectados los sistemas auditivos en niños con CAAM de un solo lado

En niños con CAAM, el canal auditivo y el oído externo no se desarrollan normalmente. Ya sea que esté presente en uno o ambos oídos, este desarrollo anormal no solo afecta el sistema auditivo del niño; su lenguaje y sus habilidades del habla también sufren[3], así como una variedad de otros factores que exploraremos momentáneamente. Los niños con CAAM de un solo lado parecen funcionar normalmente en entornos tranquilos, pero tienen problemas importantes para escuchar en entornos normales.

El impacto de CAAM en el lenguaje

¿Alguna vez se ha preguntado por qué tenemos dos oídos? Es una buena pregunta para considerar, especialmente si su hijo nació con CAAM de un solo lado y su familia está tratando de determinar si un oído es suficiente.

Nuestros oídos funcionan como un par.

Los niños y adultos sufren limitaciones cuando solo tienen un oído en funcionamiento. Su aprendizaje y lenguaje se retrasan. Es posible que tengan problemas con la confianza social porque es difícil escuchar en entornos sociales. En esta sección, exploraremos por qué un oído no es suficiente, y la importancia de comprender que los humanos necesitan dos oídos, antes de tomar decisiones de tratamiento críticas para su hijo con CAAM.

Lo que los humanos pueden hacer con dos oídos

Cuando los humanos tienen dos oídos en funcionamiento, tienen varias ventajas distintas sobre las personas que sólo tienen uno.

Las personas con dos oídos escuchan diferentes señales

Cada oído envía señales eléctricas independientes al cerebro. El cerebro utiliza estas señales para realizar funciones importantes en nuestra vida cotidiana que nos permiten sentirnos confiados, mantenernos seguros y tomar buenas decisiones. Sin dos oídos, los niños no tienen acceso a habilidades auditivas importantes.

Las personas con dos oídos escuchan sonidos más fuertes

El mismo sonido es más fuerte cuando se escucha con dos oídos y se llama suma binaural. Imagine que alguien lo llama desde otra habitación; dos oídos suben el volumen de los sonidos remotos suaves.

Las personas con dos oídos desarrollan más lenguaje

El desarrollo del lenguaje está fuertemente asociado con la audición normal de dos oídos, así como el desarrollo del lenguaje está fuertemente relacionado con el desempeño laboral y escolar.

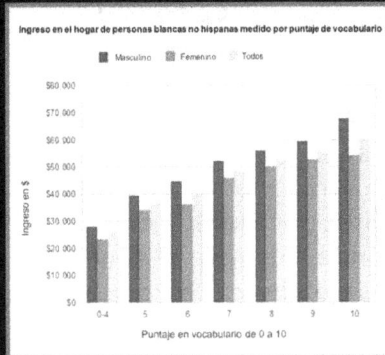

Vocabulary and Income, Pulse: Science, julio del 2012

- Audición de un solo oído = menos vocabulario
- Más vocabulario = Más ingresos
- El vocabulario es el *mayor* predictor de ingresos (r=.7)

La audición afecta mucho el vocabulario, que es el mejor predictor de ingresos.

Las personas con dos oídos dicen de dónde vienen los sonidos

El sonido a menudo llega a un oído más rápido que al otro. Gracias a las entradas de vibración de sonido de ambos oídos, nuestros cerebros interpretan la diferencia a tiempo para localizar la fuente de sonido. Esta localización del sonido no es posible con un solo oído. Las personas con audición normal pueden decir de dónde vienen los sonidos sin ver la fuente. Las personas con un oído tienen muchas más dificultades para localizar el origen del sonido.

Dos oídos contra uno: un ejemplo práctico

Imagine que su hija quiere cruzar una calle. Con un oído, oye una sirena de ambulancia. Sin embargo, a menos que realmente pueda ver la ambulancia, no puede saber si es seguro cruzar o si debe esperar, porque no puede saber de qué dirección viene la ambulancia. Con dos oídos, puede saber de dónde proviene el sonido, ya sea si se acerca a ella o si se aleja, y determinar el mejor curso de acción.

Los niños y adultos con CAAM de un solo lado no pueden localizar de dónde proviene el sonido. Además, los pacientes que usan aparatos auditivos de conducción ósea (como BAHA, Ponto o BoneBridge) tampoco tienen audición direccional. Hablaremos más sobre estos dispositivos en el Capítulo 4.

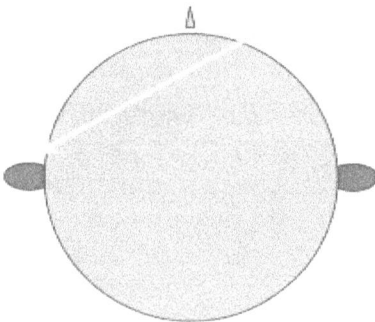

Poder saber de dónde provienen los sonidos es una habilidad de seguridad importante, útil para muchas situaciones cotidianas, como cruzar la calle o moverse entre una multitud.

Los niños sin audición direccional visitan la sala de emergencias 20 veces más que otros niños.

En un ejemplo menos grave, un niño en un campo de deportes podría escuchar a un compañero gritar: "¡Pásame la pelota! ¡Estoy abierto!" Sólo con dos oídos él o ella pueden saber de dónde proviene la voz y responder en consecuencia.

Las personas con dos oídos oyen mejor cuando hay ruido

Casi siempre, los pacientes que se han sometido a una cirugía para corregir CAAM me dicen que aprecian que pueden entender mejor los sonidos cuando hay ruido. ¿Por qué?

Mientras que las personas con CAAM de un solo lado escuchan normalmente en ambientes tranquilos, su comprensión disminuye al 60 % de capacidad cuando hay ruido moderado, como en una reunión concurrida, un restaurante o un salón de clases.

Pasamos la mayor parte de nuestras vidas en un mar de sonido. Nuestros oídos transmiten al cerebro los sonidos que nos rodean, y el cerebro selecciona lo que queremos escuchar. Puede pensar en el oído como el receptor que envía cada sonido por el nervio auditivo y el cerebro como un filtro o procesador. El cerebro requiere dos oídos para cumplir con la función de filtro. El cerebro también requiere dos oídos durante el período crítico de desarrollo para desarrollar la capacidad de filtro: no nacemos con él. Incluso las personas con dos oídos y audición normal tienen más dificultad para interpretar el sonido en ambientes ruidosos, como aulas, multitudes, tiendas de comestibles, el gimnasio, o en cafeterías y restaurantes.

Audición en restaurantes: ¿Me oye ahora?

Imagine que cena con un amigo en un restaurante ruidoso. Los tenedores tintinean contra los platos; la gente habla en mesas cercanas; se corren las sillas contra el suelo; los cocineros trabajan en la cocina; y así sucesivamente. Incluso si tiene dos oídos con audición normal, debe esforzarse más para escuchar a su amigo que si estuviese en una habitación tranquila, y puede ser molesto perder parte de la conversación.

Esta misma dificultad se aplica a otras situaciones en entornos públicos. ¡Imagine lo difícil que sería escuchar 6 de cada 10 palabras que dice su amigo! ¡Imagine cómo eso podría afectar sus calificaciones en la escuela o su desempeño en el trabajo!

En promedio, una persona con dos oídos con audición normal entiende el 95 % de las palabras cuando hay ruido de fondo. Alguien con un solo oído funcional sólo entiende el 60-65 %.

El hecho anterior explica por qué los niños con CAAM de un solo lado están visiblemente frustrados y, a veces, distraídos y/o perturbados, cuando aumenta el ruido en el aula. ¡No pueden escuchar a sus compañeros ni las instrucciones de la maestra! Desafortunadamente, los maestros con frecuencia malinterpretan esto y piensan que los niños tienen problemas de concentración o de comportamiento.

Con estos desafíos, no es sorprendente que los niños con CAAM de un solo lado tengan 10 veces más probabilidades de repetir un grado en la escuela, y que los adultos con pérdida de audición de un solo lado ganen solo dos tercios del ingreso promedio.

Estas dificultades funcionales y de situación afectan a las personas con pérdida auditiva durante toda su vida.

Qué hacer cuando los médicos dicen que un oído es suficiente

En todo el mundo, me reúno con padres que han tenido un médico, un cirujano plástico, un pediatra o un asesor bienintencionado que dicen: "Su hijo oye normalmente con un oído. No tiene que preocuparse por la audición o el desarrollo si tienen CAAM de un solo lado".

Si bien un oído es definitivamente mejor que ninguno, esta confirmación es falsa, sin importar cuán bien intencionada sea.

Dicho consejo inexacto se da probablemente porque, durante la capacitación, la mayoría de los médicos no reciben educación sobre la audición y el desarrollo del lenguaje. Ahora sabe más que ellos, y puede proteger el futuro de su hijo de las discapacidades irreversibles del desarrollo.

Estos profesionales bien intencionados (y algunos padres) cometen el error de señalar que el rendimiento auditivo de un niño en un ambiente tranquilo parece normal y, como resultado, concluyen que no es necesario realizar ninguna acción. Es cierto que el desempeño de un niño en silencio con un solo oído puede parecer normal. El problema radica en las áreas más difíciles de la audición descritas anteriormente: audición direccional, sonidos suaves y, lo más importante, situaciones ruidosas.

Es importante entender este principio sutil: se debe restaurar la audición en dos oídos para permitir el desarrollo de las capacidades mencionadas anteriormente. Además, la audición debe restablecerse durante el período crítico de desarrollo, que se produce en los primeros años de vida. Este período es frecuentemente ANTES de que las deficiencias auditivas mencionadas anteriormente se presenten, ya que los niños pequeños rara vez exigen mucho de su audición en los primeros años de vida. **Si no se tratan, estas limitaciones surgen con frecuencia en la adolescencia, momento en el cual puede ser demasiado tarde para corregirlas, ya que su hijo está más allá del período crítico de desarrollo.**

El éxito después de la cirugía es posible

Los pacientes que se han sometido a una cirugía de restauración para CAAM de un solo lado a menudo le dicen a mi equipo que pueden hablar con sus amigos en el pasillo entre clases por primera vez. Con frecuencia, también informan de una mejora dramática en la facilidad con que entienden los nuevos conceptos en la escuela.

De manera similar, los padres informan que los niños escuchan por primera vez desde el asiento trasero del auto, incluso cuando la radio está sonando. Se dan cuenta de que pueden llamar a su hijo desde una habitación diferente de la casa y, por primera vez, el niño sabe desde dónde lo llaman. Otros nos dicen que sus hijos casi nunca usan la palabra "¿eh?". Incluso comparten que las calificaciones de sus hijos han mejorado dramáticamente.

¿Qué falta en la CAAM?

Compartí una carta al final de la sección de introducción donde el escritor describe la dificultad para escuchar en ambientes ruidosos, y le dije que le recomendaba que la volviera a leer más tarde. Ahora es el momento de hacerlo. Le proporcionará una nueva comprensión de la importancia de esta función en la vida de una persona.

Revisión del capítulo

Nuestros oídos trabajan en pares. Nuestros cerebros no pueden procesar el sonido a plena capacidad con el aporte de un solo oído.

El sonido direccional, o la capacidad de determinar de dónde proviene un sonido, solo es posible con dos oídos que reciben una entrada de sonido independiente. Las personas con un solo oído, o dispositivos auditivos (como el BAHA o el Ponto) que estimulan ambos oídos de forma no selectiva, no pueden lograr un sonido direccional.

Las personas con audición normal solo escuchan al 95 % de su capacidad cuando hay ruido. Las personas con CAAM lateral escuchan a una capacidad de alrededor del 60-65 %.

A menudo, los maestros asumen erróneamente que los estudiantes con CAAM de un solo lado tienen problemas de comportamiento o de aprendizaje. En realidad, los cerebros de los estudiantes simplemente no pueden capturar sonidos en ambientes de aula ruidosos. Pueden aparecer la falta de atención, la ira, la negativa a participar y otros problemas de comportamiento similares.

Los beneficios comunes que reportan los pacientes, después de restaurar la audición en ambos oídos, incluyen mejores calificaciones y relaciones más satisfactorias. Las estadísticas a largo plazo muestran que los individuos con audición en los dos oídos logran ingresos más altos.

Capítulo 3

Pruebas y evaluación

Aproximación al capítulo

Este capítulo examina:

HEAR MAPS: el marco ahora estándar del mundo para evaluar a los pacientes con CAAM

MEJORES PRÁCTICAS: cómo los médicos deben formular recomendaciones de tratamiento y cómo las familias pueden promover una comunicación efectiva entre los profesionales médicos y los lugares de tratamiento

---

Al principio de mi trabajo con CAAM, se hizo evidente que la afección necesitaba un sistema estandarizado de evaluación y clasificación para:

- Estandarizar la evaluación sistemática de cada paciente.

- Apoyar la comunicación eficiente entre profesionales médicos y lugares de tratamiento.

- Promover conclusiones precisas de los resultados del tratamiento para que podamos aconsejar mejor a los nuevos pacientes sobre los planes de tratamiento.

International Journal of Pediatric Otorhinolaryngology 77 (2013) 1551–1554

Contents lists available at SciVerse ScienceDirect

International Journal of Pediatric Otorhinolaryngology

ELSEVIER

Journal homepage: www.elsevier.com/locate/ijporl

HEAR MAPS a classification for congenital microtia/atresia based on the evaluation of 742 patients

CrossMark

Joseph B. Roberson Jr.[a,*], Hernan Goldsztein [a], Ashley Balaker [a], Stephen A. Schendel [a], John F. Reinisch [b]

[a] California Ear Institute, 1900 University Avenue Suite 101, E Palo Alto, CA 94303, United States
[b] Cedars Sinai Medical Center, Department of Surgery, Division of Pediatric Plastic Surgery, Los Angeles, CA, United States

ARTICLE INFO

Article history:
Received 1 May 2013
Received in revised form 3 July 2013
Accepted 5 July 2013
Available online 7 August 2013

Keywords:
Otology
Congenital ear anomalies
Aural atresia
Microtia

ABSTRACT

Objective: Describe anatomical and radiological findings in 742 patients evaluated for congenital aural atresia and microtia by a multidisciplinary team.
Develop a new classification method to enhance multidisciplinary communication regarding patients with congenital aural atresia and microtia.
Methods: Retrospective chart review with descriptive analysis of findings arising from the evaluation of patients with congenital atresia and microtia between January 2008 and January 2012 at a multidisciplinary tertiary referral center.
Results: We developed a classification method based on the acronym HEAR MAPS (Hearing, Ear [microtia], Atresia grade, Remnant earlobe, Mandible development, Asymmetry of soft tissue, Paralysis of the facial nerve and Syndromes). We used this method to evaluate 742 consecutive congenital atresia and microtia patients between 2008 and January of 2012. Grade 3 microtia was the most common external ear malformation (76%). Pre-operative Jahrsdoerfer scale was 9 (19%), 8 (39%), 7 (19%), and 6 or less (22%). Twenty three percent of patients had varying degrees of hypoplasia of the mandible. Less than 10% of patients had an identified associated syndrome.
Conclusion: Patients with congenital aural atresia and microtia often require the intervention of audiology, otology, plastic surgery, craniofacial surgery and speech and language professionals to achieve optimal functional and esthetic reconstruction. Good communication between these disciplines is essential for coordination of care. We describe our use of a new classification method that efficiently describes the physical and radiologic findings in microtia/atresia patients to improve communication amongst care providers.

El artículo anterior[4] describe un sistema de este tipo que armé junto con otros miembros del equipo llamado HEAR MAPS, que significa:

- **Audición:** Según los resultados de la prueba de audición del niño (audiograma), esto mide la función del nervio auditivo del oído interno y la cantidad de pérdida auditiva que ha producido la anomalía anatómica de CAAM.

- **Oído externo:** Describe la gravedad y el tipo de malformación del oído externo.

- **Puntuación de atresia:** Con base en una escala de 10 puntos y determinada a partir de un tipo especial de radiografía del oído interno conocida como tomografía computarizada. Éste puntaje ayuda a determinar si es candidato para la creación quirúrgica de un canal auditivo, y también se correlaciona con el resultado auditivo esperado después de una cirugía exitosa del canal.

- **Lóbulo remanente:** Mide la cantidad de tejido presente en el lóbulo de la oreja.

- **Mandíbula:** Determina si el hueso de la mandíbula se forma correctamente o si también necesita tratamiento.

- **Asimetría del tejido blando facial:** Determina si el tejido facial no óseo se forma correctamente o necesita un aumento para parecer más simétrico.

- **Parálisis del nervio facial:** Determina si existe alguna anomalía en los movimientos musculares de la cara, debido a una anomalía en el nervio facial, que se extiende a través del oído.

- **Síndromes**: Identifica cualquier anomalía genética conocida que haya causado la CAAM y pueda causar otros problemas en el sistema corporal.

Los niños deben realizarse una evaluación para determinar cada letra del acrónimo de HEAR MAPS y evaluar las mejores opciones de tratamiento para su afección.

También pedí que se creara una base de datos personalizada para poder realizar un seguimiento de las puntuaciones de HEAR MAPS para cada paciente. Esto nos permite ser científicos acerca de nuestras recomendaciones con respecto a qué tratamiento funciona mejor para cada combinación de puntajes de HEAR MAPS. La base de datos actualmente tiene más de 5.000 pacientes de todo el mundo, y sirve para guiar muchas de las recomendaciones que verá en el resto de este libro.

Tomemos cada sección de HEAR MAPS individualmente y describamos el proceso de evaluación. Nuestro objetivo es tener una puntuación completa de HEAR MAPS para permitir la planificación individualizada del tratamiento. Como verá, se puede determinar una puntuación completa de HEAR MAPS a los 2 años y medio de edad o más.

Audición (H)

Las pruebas de audición son importantes por dos motivos principales. Primero, nos permiten determinar si la función del oído interno, o del nervio auditivo, es normal. En segundo lugar, ciertos tipos de pruebas nos permiten cuantificar la cantidad de pérdida auditiva causada por las anomalías del oído externo y del canal auditivo presentes en CAAM. Ambos oídos deben ser examinados, ya sea que CAAM afecte o no a cada uno. En centros con experiencia, las pruebas pueden completarse pronto, unas pocas horas después del nacimiento. Se necesitan diferentes pruebas a diferentes edades. Esta sección es larga y técnica, así que no se preocupe si solo la hojea; puede confiar en un experto profesional para que evalúe a los niños y nos proporcione esta información. La incluyo porque también describe los criterios para evaluar posibles instalaciones de pruebas y qué pruebas debe asegurarse de que reciba su hijo.

¿Cuándo debería ser evaluado mi hijo?

La evaluación de la audición se puede realizar dentro de unas pocas horas después del nacimiento. Se recomienda que evalúe la audición de su hijo tan cerca del nacimiento como sea posible.

¿Cómo puedo encontrar un centro de pruebas de audición?

Cuanto antes se evalúe la audición de su hijo, mejor. Esta es la razón por la que la mayoría de los estados en los Estados Unidos solicitan legalmente que se realicen pruebas de audición al nacer. Si su país o estado no proporciona este servicio, ingrese a las redes sociales y consulte con otros padres. Es posible que deba viajar a un área metropolitana importante para encontrar un centro que lo brinde.

Si un centro no ha examinado antes a niños, evítelo. Si un centro no emplea a alguien que se especialice en el tratamiento de niños, evítelo.

¿Dónde debemos dirigirnos para obtener una prueba de audición?

La audición se puede evaluar a cualquier edad si el centro de prueba tiene el equipo y el personal de prueba objetivo correcto.

Las pruebas de audición en niños pequeños requieren audiólogos y otólogos pediátricos experimentados, altamente capacitados y talentosos, así como equipos costosos y delicados. Muchos centros auditivos carecen de instalaciones, personal o equipo para realizar las pruebas requeridas.

Debido a que los resultados de éstas pruebas son cruciales para el diagnóstico y tratamiento de la discapacidad auditiva, es esencial viajar si es necesario, a un centro donde se realicen dichas pruebas de manera rutinaria.

¿Qué datos debería cubrir el proceso de evaluación?

Una prueba auditiva debe evaluar lo que se detalla a continuación, lo antes posible en la vida de su hijo:

- **La salud del nervio auditivo:** Por lo general, los niños con CAAM tienen un nervio auditivo que funciona normalmente.

- **La cantidad de pérdida auditiva:** Los niños con CAAM generalmente tienen una pérdida auditiva grave debido a una anomalía en el canal auditivo. En el caso de CAAM de un solo lado, también es importante analizar la audición del oído no afectado.

Un veintitrés por ciento de los pacientes con CAAM de un solo lado que Global Hearing ha evaluado también tienen una audición anormal en el oído no afectado.

Afortunadamente, la pérdida de audición en un oído no afectado frecuentemente se puede tratar de manera simple y rápida. Una vez que se sospecha la existencia de una deficiencia auditiva, el tipo y la gravedad deben determinarse lo antes posible.

Categorías de pruebas de audición

Su audiólogo pediátrico usará una o más de las siguientes pruebas para determinar si su hijo tiene una discapacidad auditiva. En algunos casos, puede ser necesario realizar más de una prueba para estar 100 % seguros de la presencia, el tipo y la gravedad de la discapacidad auditiva. Las pruebas pueden repetirse varias veces para confirmar los hallazgos de la primera prueba, o para trazar el curso del deterioro auditivo progresivo. Pueden ser necesarias diferentes pruebas a diferentes edades.

Las pruebas de audición se clasifican en una de dos categorías con un breve resumen que se incluye a continuación, los cuáles también exploramos en las siguientes secciones.

1. **Las pruebas subjetivas** se basan en las respuestas de comportamiento de su hijo a los estímulos de sonido. Dado que las pruebas subjetivas requieren a un sujeto de prueba participativo y alerta, generalmente se utiliza con niños mayores y adultos.

2. **La prueba objetiva** no se basa en la reacción expresiva consciente de su hijo. En su lugar, mide las respuestas eléctricas generadas por el sistema auditivo y/o el cerebro del paciente para determinar si el sonido se está recibiendo y procesando.

Como puede imaginar, los bebés pequeños necesitan pruebas objetivas. Debido a que los niños deben estar profundamente dormidos e inmóviles para obtener resultados óptimos, éstas pruebas pueden coordinarse alrededor de la hora de la siesta.

A veces, son necesarios ambos tipos de pruebas. Otras veces, solamente una es suficiente.

Su audiólogo y otólogo deben poder determinar qué tipos de pruebas necesita su hijo. ¡Por eso es importante confiar en sus profesionales médicos!

Pruebas subjetivas

Los niños mayores con cierto nivel de lenguaje receptivo participan en pruebas subjetivas levantando las manos cuando escuchan un pitido. Con niños más pequeños que aún no pueden comunicarse, los audiólogos pediátricos observan las indicaciones de comportamiento para determinar a qué sonidos responden los niños. Los ejemplos incluyen:

- Girar la cabeza
- Abrir mucho los ojos ante un sonido
- Una respuesta condicionada que los niños muestran en respuesta a otras fuentes de estímulo, como ver un juguete.

En general, los niños tienen la edad suficiente para responder con precisión a una prueba de audiograma completa cuando tienen entre dos y tres años.

Tipos de pruebas subjetivas

Existen varios tipos de pruebas subjetivas para la discapacidad auditiva.

Audiograma

El tipo más común de prueba de audición subjetiva, un audiograma, determina tanto el estado del nervio auditivo como lo que los niños escuchan en situaciones cotidianas normales.

Un audiograma completo incluye cuatro pruebas:

- Conducción ósea
- Conducción de aire
- Inmitancia
- Pruebas de discriminación del habla

Conduccion ósea

La conducción ósea mide la capacidad del nervio auditivo para recibir sonido. (Los nervios auditivos deteriorados indican deterioro auditivo). Cada oído se analiza de forma independiente.

Durante la prueba de conducción ósea, un médico especialista colocará un dispositivo en la frente o el cráneo de su hijo detrás de la oreja. El dispositivo vibra y las vibraciones viajan a través del cráneo hasta el oído interno. Si las fibras nerviosas del oído interno reciben y convierten las vibraciones en impulsos eléctricos, las señales continuarán hacia el cerebro y el niño responderá. Si las fibras nerviosas del oído interno no funcionan, el niño no responderá.

Conducción de aire

La conducción del aire mide los sonidos que se escuchan a través del canal auditivo. Un experto médico colocará una sonda en o sobre el canal auditivo de su hijo. La sonda emite sonidos a diferentes niveles de vibración y volumen, y su audiólogo eventualmente podrá determinar el ruido más suave que su hijo puede detectar a diferentes frecuencias.

Ambos oídos se analizan de forma independiente.

¿Qué pasa si las pruebas de conducción de aire y óseas son idénticas?

Cuando los oídos de su hijo funcionan correctamente, las pruebas de conducción de aire y óseas producirán resultados idénticos. Las inconsistencias entre las dos pruebas indican dónde existe una discapacidad auditiva.

Por ejemplo, cuando los resultados de la conducción ósea son mejores que los resultados de la conducción de aire, lo más probable es que un niño tenga una discapacidad auditiva conductiva. Ésta condición es común en CAAM.

La inmitancia

Las pruebas de inmitancia usan una sonda en el canal auditivo. Obviamente, esta prueba funciona solo para niños con canales auditivos y tímpanos. Es valiosa para determinar la causa de la pérdida de audición en oídos no afectados en el caso de CAAM unilateral.

La prueba es rápida y sin dolor. Se puede realizar en bebés pequeños e incluso cuando los pacientes están despiertos. Un pequeño altavoz emite ondas sonoras y una bomba de aire genera una variación de la presión en el canal auditivo, y un micrófono interpreta las respuestas.

Al variar la presión del canal auditivo, es posible medir cómo rebota el sonido en el tímpano. Los resultados indican el estado del espacio del oído medio.

- El espacio normal del oído medio solo se llena de aire, lo que permite que el tímpano vibre adecuadamente.

- El fluido o cualquier otro material en el espacio del oído medio restringirá las vibraciones.

- Además, la función de dos pequeños músculos unidos a los huesos del oído medio también se pueden analizar con la sonda de inmitancia, ya que proporciona información sobre la causa de ciertos tipos de deficiencias auditivas conductivas.

Los resultados de las pruebas de inmitancia se registran en un gráfico llamado **timpanograma**.

Pruebas de discriminación del habla

Las pruebas de discriminación del habla generalmente se administran a niños y adultos que tienen lenguaje receptivo y expresivo. No hace falta decir que es difícil que participen bebés.

En dichas pruebas, un profesional médico dice una palabra, frase u oración, y los pacientes responden repitiendo lo que creen haber escuchado. Los resultados de las pruebas son evaluados por la precisión de las palabras y los fonemas. (Los fonemas son subcomponentes de las palabras).

Por ejemplo, supongamos que el audiólogo dice la palabra "rama" y el paciente repite la palabra "rata". Ese paciente recibiría una puntuación de 0 en la categoría de palabra porque la palabra que repitió era incorrecta. El paciente recibiría una puntuación de 1 de cada 2 puntos posibles para los fonemas porque el paciente repitió con precisión el fonema "ra" correctamente.

Interpretar un audiograma

Su audiólogo y su otólogo pueden interpretar el audiograma de su hijo y deben poder explicarle los resultados a su familia. Esta subsección es para padres que desean entender mejor cómo leer un audiograma.

La siguiente imagen muestra los resultados del audiograma de un niño. Este niño tiene CAAM. Los números a lo largo del "eje y" a la izquierda indican el nivel de decibelios (dB) de los sonidos que el niño recibió durante la prueba, más comúnmente conocido como el volumen. Los números a lo largo del "eje x" superior del diagrama indican la frecuencia de esos sonidos. Cuanto más fuerte debe ser un sonido para que un niño lo escuche, peor es la pérdida auditiva de ese niño.

En éste diagrama, la línea que conecta los triángulos rojos representa la función del nervio auditivo, que es saludable y normal. La línea que conecta los puntos verdes representa el nivel de pérdida auditiva conductiva del niño debido a CAAM. La línea que conecta los puntos verdes representa el nivel de pérdida auditiva conductiva del niño debido a CAAM. La brecha entre las dos líneas se conoce como la "brecha ósea-aérea", que significa una pérdida auditiva conductiva. Este tipo de pérdida puede simularse en un oído normal tapando el canal auditivo con un dedo.

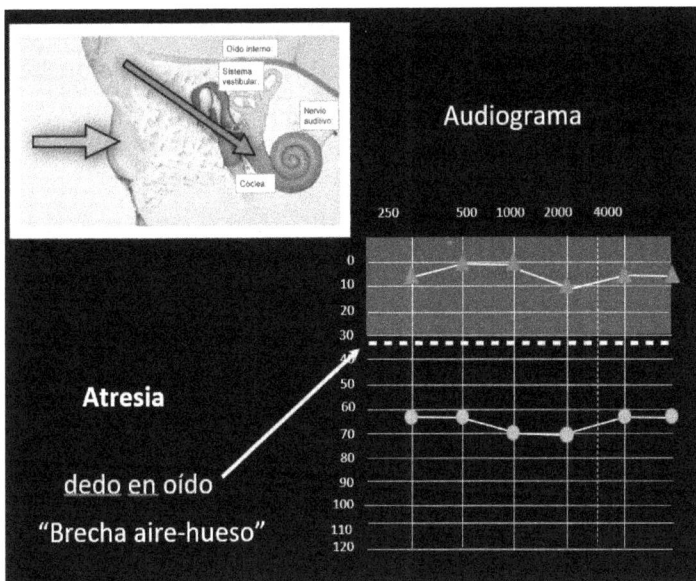

Un ejemplo de los niveles de conducción de aire y ósea como se muestra en un audiograma. La línea roja representa los niveles de conducción ósea o la función nerviosa auditiva; la línea verde representa los niveles de conducción del aire. El espacio entre las dos líneas indica una pérdida auditiva conductiva, característica de CAAM. La línea amarilla representa los niveles de audición si el canal auditivo se tapara con un dedo.

Como puede ver, el oído de este paciente solo oye a volúmenes de 60 dB o más, como gritar. Eso significa que el paciente no escucha el habla normal de conversación.

Audiometría condicionada por juego (CPA)

La Audiometría condicionada por juego (CPA) utiliza los mismos parámetros de prueba básicos que un audiograma regular. Sin embargo, un componente esencial de las pruebas de CPA consiste en condicionar a un niño a mirar un juguete interesante cuando se produce un sonido. Durante el acondicionamiento, el juguete generalmente tiene movimiento y luces al mismo tiempo que se produce un sonido. Una vez que se completa la capacitación inicial, el audiólogo pediátrico puede saber cuándo el niño oye un sonido trabajando a la inversa. Cuando el niño mira expectante al juguete, la persona que realiza la prueba emite un sonido. Si el niño se aleja del juguete hacia el sonido, esto es una confirmación de que el niño ha escuchado el sonido. La prueba de CPA generalmente se puede realizar en niños de 1 año y medio a 2 años de edad.

Pruebas objetivas

Las pruebas objetivas utilizan señales eléctricas o mecánicas para confirmar que el paciente ha escuchado un sonido en lugar de una retroalimentación expresiva consciente de los pacientes durante la prueba. Éste tipo de prueba es, por lo tanto, adecuada para bebés u otros niños demasiado pequeños para comunicar lo que escuchan y cuándo. También es adecuada para pacientes que tienen otras afecciones médicas, como el autismo, que pueden impedirles participar efectivamente en las pruebas subjetivas.

¿Cómo funciona?

En los bebés, el audiólogo pediátrico mide exclusivamente las respuestas eléctricas generadas por el sistema auditivo y/o el cerebro del paciente para determinar si se está recibiendo y procesando el sonido. Los bebés deben estar profundamente dormidos y permanecer completamente inmóviles para que se determinen los resultados óptimos de las pruebas objetivas. De lo contrario, la actividad muscular producirá una actividad eléctrica que puede abrumar las pequeñas señales provenientes de las señales auditivas del cerebro.

Por esta razón, las pruebas objetivas generalmente se coordinan alrededor de la hora de la siesta y utilizan medicamentos de venta libre que causan somnolencia, como Benadryl. A veces se requiere sedación e incluso anestesia general para completar las pruebas objetivas.

Tipos de pruebas objetivas de pérdida auditiva

Existen tres tipos de pruebas de pérdida auditiva objetiva, que son más comunes.

Respuesta auditiva del tronco encefálico (ABR)

Una ABR es la prueba objetiva más utilizada para determinar si existe una discapacidad auditiva. Las pruebas de ABR producen resultados al generar varios cientos de clics de sonido de banda ancha y registrar las respuestas. Estas respuestas suenan como sonidos parecidos a un tic-tic-tic. Se suministran al oído con un dispositivo de conducción ósea para probar la función del nervio auditivo o por conducción de aire en o sobre el canal auditivo.

Se liberan hasta cientos de clics. A medida que el sonido viaja del oído al cerebro, las ondas cerebrales pueden medirse con electrodos sensibles en el cuero cabelludo y la frente. Cuando se "escucha" el sonido, se produce una forma de onda de configuración estándar. Si no se oye ningún sonido, no se produce una forma de onda.

Debido a que la ABR no puede proporcionar tanta información específica sobre cada frecuencia como un audiograma, por lo general se usa para determinar si el nervio auditivo funciona normalmente.

Debido a que la prueba mide pequeños impulsos eléctricos, y el movimiento muscular de cualquier tipo genera impulsos eléctricos, el sujeto de la prueba debe estar quieto durante la prueba. Esto solo se puede lograr durante el sueño o la sedación para obtener resultados precisos. En la mayoría de los casos, a los niños pequeños se les puede hacer la prueba durante una siesta. Los niños que tienen problemas para quedarse quietos necesitarán sedación o, a veces, anestesia general para que la prueba sea precisa.

La duración de la prueba es generalmente de una a dos horas y requiere que el audiólogo pediátrico elija las formas de onda correctas.

Respuesta auditiva de estado estable

Un examen de Respuesta auditiva de estado estable (ASSR), utiliza parte del mismo equipo que un examen de ABR. Es una tecnología más nueva que ha estado disponible comercialmente en los Estados Unidos desde que recibió la aprobación de la FDA en el 2001. Global Hearing proporciona pruebas de ASSR en lugar de ABR porque creemos que la prueba es más efectiva.

En lugar de presentar el sonido utilizando clics de banda ancha o estrecha, una ASSR varía su salida de sonido, tanto en intensidad como en frecuencias ligeramente más altas y más bajas simultáneamente. Un sofisticado análisis computarizado produce registros de datos en un formato similar a un audiograma como el anterior, con resultados más detallados sobre las frecuencias específicas de la discapacidad auditiva.

De nuevo, la prueba de ASSR requiere que el sujeto esté quieto. La prueba de ASSR se puede realizar más rápido que la prueba de ABR, que generalmente se realiza en una hora. No todos los centros actualmente tienen esta tecnología disponible con audiólogos pediátricos debidamente capacitados.

Emisiones otoacústicas (OAE)

Como se comentó, las células receptoras de nervios en la cóclea (también conocidas como células ciliadas) toman el sonido vibratorio de la energía que viaja en el oído interno y lo convierten en impulsos eléctricos. Las células ciliadas transmiten energía eléctrica a la vía auditiva, donde se transporta al cerebro para su procesamiento. A medida que las células ciliares reciben y transforman la energía vibratoria, tienen una pequeña "contracción". Las pequeñas contracciones de las células ciliadas producen un sonido minúsculo, que se transmite en sentido inverso desde el oído interno, a través de los huesos del oído medio, y regresa al tímpano, donde se libera en el canal auditivo.

Este tipo de prueba solo se puede realizar cuando hay un canal auditivo y un tímpano normales, por lo que solo se usa en el oído no afectado en pacientes con CAAM. El sonido producido por las pequeñas contracciones es demasiado pequeño para escucharlo con nuestros propios oídos. Sin embargo, la delicada instrumentación puede detectar y medir este sonido.

Piense en las antiguas películas de submarinos donde el hombre del sonar envía un "ping" y espera a que el sonido regrese. De manera burda, eso es lo que hace la prueba de Emisiones otoacústicas (OAE). Los pings que regresan (o las emisiones otoacústicas) indican que las células ciliadas en movimiento están presentes y activas. Como la mayoría de las discapacidades auditivas neurosensoriales involucran algún trastorno de la función de las células ciliadas, esta es una información extremadamente útil. En un sentido práctico, si se escucha una emisión otoacústica, sabemos que el paciente tiene audición en el rango de 0 a 25 dB, considerado dentro de los límites normales.

Varias fuentes pueden causar resultados de prueba de OAE inexactos. El fluido en el oído medio abrumará el sonido generado por la pequeña emisión otoacústica, y puede indicar erróneamente una discapacidad auditiva en el oído interno. Por lo tanto, es esencial que este examen sea interpretado a la luz de otros tipos de pruebas de audición por un médico o audiólogo calificado.

Volver a la "H" en HEAR MAPS

Dos indicadores numéricos acompañan a la "H". El primero es la puntuación de la función del nervio auditivo (también llamada conducción ósea debido a la forma en que se genera). El segundo es el puntaje de las pruebas de conducción de aire utilizando las siguientes categorías:

1. 0-19 dB
2. 20-29 dB
3. 30-39 dB
4. 40-49 dB
5. 50-59 dB
6. 60-69 dB
7. ≥70 dB

Una persona con audición normal sería catalogada como H1.1, donde tanto el nervio auditivo como la conducción de aire son normales. Alguien con CAAM podría tener H1.7, lo que demuestra que el nervio auditivo es normal y que la conducción de aire muestra una disminución severa en la audición, lo que indica una gran pérdida auditiva conductiva. Al utilizar este método abreviado, documentamos y comunicamos rápidamente el estado auditivo de un paciente durante nuestra evaluación en base a las pruebas auditivas realizadas anteriormente.

Es fácil concentrarse en el oído afectado en situaciones de CAAM unilateral. Sin embargo, ¡no olvide analizar el otro oído "normal"! En nuestra serie de pacientes, el 23 % de los oídos "normales" tenían una pérdida auditiva. Dado que éste es el único oído que proporciona audición antes del tratamiento del oído con CAAM, puede tener un gran efecto en la claridad de la pronunciación del lenguaje hablado. Si hay una pérdida auditiva pequeña en el oído normal, debe conocerse, ya que afecta el plan de tratamiento.

Oído externo (E)

Cuando hay microtia, la formación del oído externo (también llamado pabellón auricular) puede variar ampliamente, desde normal hasta la ausencia completa del oído externo. Por este motivo, clasificamos la cantidad de malformaciones como parte del proceso de evaluación en las siguientes categorías:

- E1: Normal
- E2: Malformación leve
- E3: Malformación moderada
- E4: Malformación grave o ausencia de oído externo

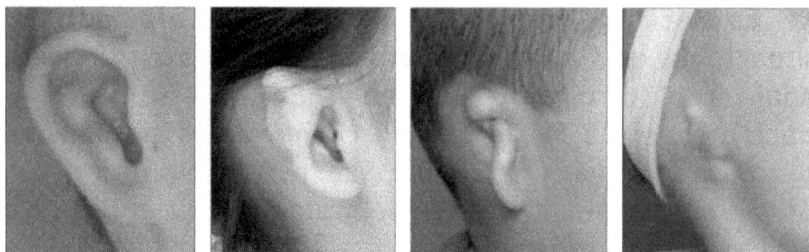

Grado I   Grado II   Grado III   Grado IV

La microtia se clasifica según la gravedad de la malformación en cuatro tipos.

La mayoría de los pacientes con CAAM tienen una clasificación E3 en la malformación de microtia. Los pacientes que tienen E1 y algunos pacientes con una categoría E2 no requieren reconstrucción del oído externo.

En general, cuanto más presente esté el oído externo, mayor será la probabilidad de que un paciente sea candidato para la creación quirúrgica de un canal auditivo. Por supuesto, existen algunas excepciones.

Debido a que la apariencia del oído externo no garantiza el grado de formación del oído medio (y por otras razones que se verán más adelante), se *debe* realizar una tomografía computarizada para determinar el potencial de reconstrucción del canal auditivo quirúrgicamente. Algunos pacientes con E4 serán candidatos para realizarse una cirugía del canal auditivo. Aproximadamente el 75 % de los candidatos E3 son candidatos quirúrgicos. Un alto porcentaje de pacientes con E2 puede tener un canal auditivo si se elige esa vía de tratamiento. Sin embargo, es imposible determinar si un paciente es candidato para ciertos tratamientos basándose solo en la apariencia del oído externo.

Puntuación de atresia en la TC (A)

Las tomografías computarizadas son un tipo especial de radiografías que nos permite ver la anatomía del oído medio e interno, y determinar la posibilidad de éxito de crear un canal auditivo. Las tomografías se realizan cuando los pacientes están quietos y solo tardan unos minutos. En niños pequeños, es posible completar las exploraciones a la hora de la siesta, pero dependiendo del nivel de actividad de su hijo, puede requerirse sedación. **Lo más pronto que recomendamos realizar una tomografía computarizada es a los 2 años y medio de edad** para determinar si es candidato para la corrección quirúrgica de CAAM. En ciertos casos, su otólogo puede recomendar una exploración más temprana si hay alguna inquietud específica que deba ser evaluada antes. Sin embargo, debido a que el oído se desarrolla tan rápidamente en los primeros 2 años y medio de vida, debemos permitir que las estructuras auditivas maduren adecuadamente antes de poder usar la tomografía computarizada para predecir nuestra probabilidad de éxito con la cirugía. Si las tomografías se realizan antes de los 2 años y medio de edad, en la mayoría de los casos, es necesario repetirlas cuando cumplan con esa edad para evaluar la anatomía del oído y otorgar una puntuación específica para usar en el protocolo de evaluación HEAR MAPS.

Los algoritmos informáticos representan imágenes que permiten la evaluación desde diferentes ángulos. En el oído, también podemos usar un software de computadora para remover los tejidos blandos y mirar el hueso.

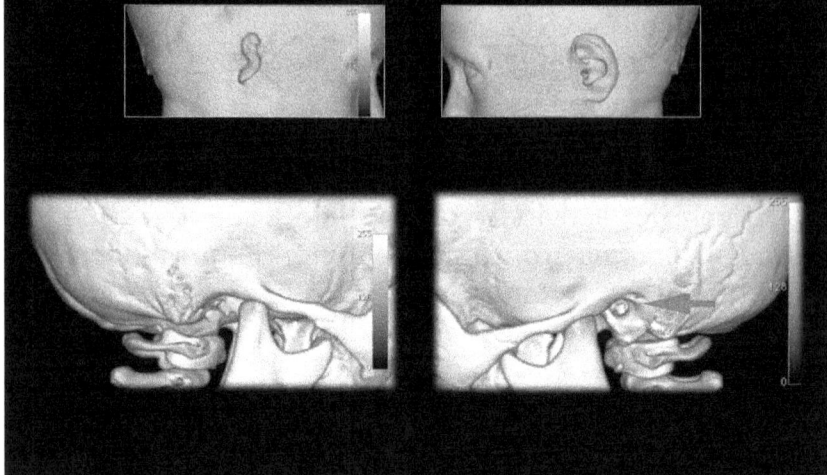

Un ejemplo de un modelo generado por computadora de un paciente con CAAM del lado derecho. La flecha roja indica la presencia de un canal auditivo normalmente desarrollado en el lado izquierdo. En la imagen opuesta, es evidente que no se ha desarrollado ningún canal auditivo en el lado derecho, que es característico de CAAM.

La imagen que aparece arriba muestra a un niño de tres años con CAAM derecho. En la flecha roja, existe un canal auditivo en el lado izquierdo como una abertura en el hueso. En el lado derecho, sin embargo, no hay tal apertura.

Utilizando los mismos datos de una manera diferente, podemos cambiar la imagen para ver diferentes cortes fotográficos de la oreja y las estructuras circundantes, de manera muy parecida a una rebanada de pan. Al observar secuencialmente todos los cortes, los cirujanos obtienen una imagen de la anatomía 3D del oído. En el siguiente ejemplo del mismo paciente, el hueso es blanco, el aire es negro y el tejido es gris.

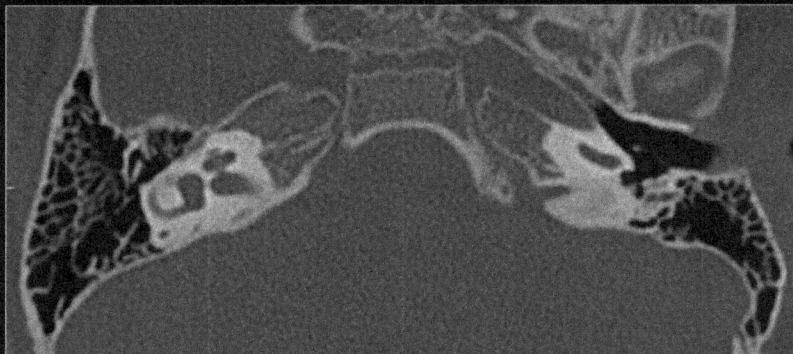

TOMOGRAFÍA COMPUTADA

atresia   normal

Una tomografía computarizada que muestra un oído normal en el lado izquierdo (lado derecho de la imagen) con un canal visible, en comparación con la atresia completa en el oído derecho (lado izquierdo de la imagen).

Cuando veo estas tomografías, las califico con una escala para obtener una puntuación numérica de 1-10[5]. Cuanto mayor sea la puntuación, mayor será la probabilidad de éxito. Como verá más adelante, la puntuación de la tomografía estima la probabilidad de lograr un buen resultado auditivo si el canal auditivo se corrigiera quirúrgicamente. Las diferentes partes de la anatomía obtienen diferentes puntajes, y el total da una puntuación general.

Puntaje de Atresia (Total de puntos posibles)	
Oído externo	1
Espacio del oído medio	1
Desarrollo mastoideo	1
Ventana redonda	1
Ventana ovalada	1
Stapes	2
Unión de Incus – Stapes	1
Unión de Malleus – Incus	1
Nervio facial	1
Puntaje total posible	**10**

Es importante que el cirujano que realiza la cirugía revise personalmente la tomografía. Yo reviso todas las tomografías que me envían y no realizo una cirugía, ni reservo fecha para la cirugía, antes de hacerlo.

Mientras leo la TC, asigno puntos solo a partes de la anatomía que son normales. En la revisión rápida anterior, verá que una anomalía en el oído externo resta un punto, por lo que la puntuación más alta que pueden obtener los pacientes con CAAM es un 9. Más adelante, compartiré estadísticas sobre el porcentaje de éxito con cada puntaje y cómo estos datos influyen en las decisiones sobre la planificación del tratamiento.

En un pequeño porcentaje de casos (aproximadamente el 4 % de nuestros pacientes evaluados en todo el mundo), un tumor formado durante un desarrollo desordenado de los oídos puede aparecer como parte de CAAM. Éste tumor seguirá creciendo y se convertirá en una amenaza para la vida de su hijo si lo deja allí. Muchos médicos y cirujanos plásticos no conocen este hecho tan importante. Cada año, me derivan a pacientes de todo el mundo en los que se han reconstruido orejas externas sobre estos tumores. Los tumores se llaman **colesteatomas**, crecen lentamente y, por lo general, en silencio. Erosiona el hueso de la base del cráneo y amenaza o lesiona al paciente más adelante. Éstos tumores se pueden identificar en una tomografía computarizada.

Si no se trata, un colesteatoma crece y se abre camino hacia el oído interno, el nervio facial o incluso hacia el cerebro. Analizaré cómo manejar el colesteatoma unas cuantas páginas más adelante. Ésta es una de las diversas razones por las cuales es importante reunir un equipo de profesionales, y por lo que queremos que estén en los resultados a corto y largo plazo de su hijo.

Los colesteatomas pueden estar presentes sin dar señales externas. Por esta razón, todos los pacientes con CAAM deben realizarse una tomografía computarizada antes de cualquier cirugía de oído o de cualquier tipo, ¡incluso si no se crea un canal auditivo quirúrgicamente!

Por último, el curso del nervio facial a través del oído se puede rastrear en tomografías computarizadas de calidad. El cirujano que realiza una cirugía para CAAM debe estudiar la tomografía computarizada para comprender dónde se encuentra el nervio facial. En casos raros, el nervio facial está en una posición donde podría ser dañado más fácilmente. Obviamente, este es un detalle anatómico que se determina mejor mediante la tomografía computarizada preoperatoria, en lugar de en la sala de operaciones durante la cirugía.

La clasificación de la tomografía computarizada determina si un paciente es candidato para la cirugía del canal auditivo, y es la única forma de detectar afecciones potencialmente peligrosas que no son visibles en el exterior del oído malformado. Todos los niños con CAAM necesitan una.

La tomografía computarizada del paciente es el factor más importante para determinar si una cirugía de canal tiene una buena probabilidad de éxito. Con puntuaciones de TC de 6 o más, se recomienda la cirugía de canal. Puntuaciones de 4 o menos rara vez justifican la creación de un canal auditivo. Puntuaciones de 5 o en el borde pueden tener sentido en algunas situaciones y en otras no.

CANDIDATOS A CIRUGÍA DE CANAL

Puntaje

- < 5   Reconstrucción inusual (a menos que sea para HD)
- 5   Reconstrucción para bilateral
- 6-7   Posibilidad adecuada de éxito
- 8-10   Muy buenas posibilidades de éxito

Cirugía semi-urgente

- Colesteatoma, algunos casos
- Oído con secreción y/o parálisis facial

(Éxito definido como umbral de audición 0-30 dB)

El grado de la tomografía computarizada determina si es candidato para la cirugía.

La interpretación y análisis de los hallazgos de la tomografía computarizada con el cirujano de su elección son fundamentales para el éxito, al considerar si hacer un canal auditivo y un tímpano para llevar la audición normal al oído.

En dos situaciones, puede requerirse una cirugía urgente. El primero es para el colesteatoma, que se analiza más adelante. El segundo es para una infección no controlada del oído medio en el oído con atresia, que puede propagarse y lesionar el nervio facial o el cerebro, produciendo meningitis.

Remanente del lóbulo de la oreja (R)

El lóbulo de la oreja casi siempre está presente en la CAAM. Se ubica de manera anormal, generalmente vertical, y se desplaza hacia la cara. No obstante, el lóbulo de la oreja es una parte importante de tejido que utilizamos para hacer un lóbulo en la posición normal. Quirúrgicamente, si es posible, se deja unido pero se reubica en la posición correcta para que coincida con el lado opuesto. La cantidad de tejido remanente del lóbulo se clasifica de la siguiente manera:

- R1: Normal
- R2: Reducido
- R3: Ausente
- R4: Desplazado

Mandíbula (M)

Mandíbula es el término médico para quijada. El veintitrés por ciento de los miles de pacientes que se encuentran en nuestra base de datos internacional tienen una anomalía de la mandíbula asociada con CAAM en el mismo lado en el que tienen la afección del oído. La afección se ha descrito como Microsomia hemifacial (HFM).

La mayoría de los pacientes con una anomalía en la mandíbula no necesitan tratamiento. Como puede ver en la sección sobre la HFM que aparece a continuación, algunos pacientes con anomalías severas de la mandíbula requieren una reconstrucción para alargar la mandíbula. En el siguiente ejemplo, una tomografía computarizada muestra la mandíbula izquierda, que es anormal en comparación con la derecha. (Esto sería un M3 en la puntuación de HEAR MAPS).

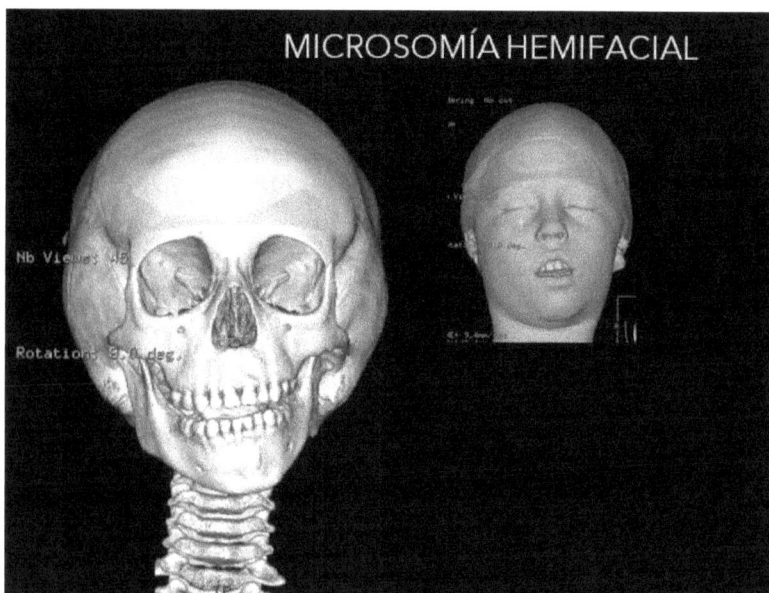

Reconstrucción con tomografía computarizada de la microsomía hemifacial y subdesarrollo de la mandíbula izquierda en relación con la derecha.

La M significa mandíbula, el nombre médico utilizado para quijada, y se describe a continuación:

- M1: Normal
- M2: Ligeramente reducida
- M3: Moderadamente reducida
- M4: Muy reducida o ausente

Asimetría de los tejidos blandos faciales (A)

De manera similar, el tejido blando de la cara se puede reducir en tamaño en el lado del oído afectado. Esto puede estar asociado con una anomalía de la mandíbula (y generalmente lo está), pero también puede existir en la anatomía de la mandíbula normal (un M1 arriba). Para maximizar la simetría de la cara y la apariencia del niño, el aumento de tejido se puede hacer al mismo tiempo que la reconstrucción del oído. Con mayor frecuencia, eliminamos la grasa del abdomen con una liposucción y la transferimos a la mejilla, donde llena la deficiencia y mejora la simetría de la cara.

- A1: Normal
- A2: Ligeramente reducida
- A3: Moderadamente reducida
- A4: Muy reducida

Parálisis del nervio facial (P)

El nervio facial se extiende desde el cerebro a través del hueso del oído interno. Sale por debajo y en profundidad hacia la oreja, donde pasa a través de la glándula salival y sale a los músculos faciales. Cada lado tiene un nervio que va hacia los músculos del mismo lado de la cara.

En raras ocasiones, pero de manera importante, la función del nervio facial es anormal como parte de la malformación asociada con la CAAM. El nervio facial pasa por un lugar anormal en comparación con los oídos normales, y debe evaluarse cuidadosamente con una tomografía computarizada para determinar la seguridad de la cirugía[6]. La cantidad de movimiento cuando un niño o adulto sonríe, parpadea y mueve otros músculos de la cara nos permite calificar la cantidad de función del nervio facial presente. La reducción de la función del nervio facial puede significar una formación o posición anormal del nervio, y se debe correlacionar estrechamente con la tomografía computarizada para determinar si es recomendable una cirugía o algún otro tratamiento. Una función anormal del nervio facial reduce, pero no descarta, la posibilidad de que se pueda crear un canal auditivo.

Utilizamos la escala de nervio facial desarrollada por los doctores House y Brackmann, que originalmente describían la función del nervio facial después de ciertos tumores que pueden afectar al nervio facial. Lo adaptamos aquí para nuestros propósitos:

- P1: Normal
- P2: Ligeramente reducida
- P3: Moderadamente reducida
- P4: Muy reducida
- P5: Sin movimiento, tono normal
- P6: Parálisis completa, sin tono

Síndromes (S)

Por último, documentamos si existe un síndrome conocido asociado con la CAAM. Consulte la sección sobre Pruebas genéticas que aparece a continuación para obtener más información sobre los diferentes síndromes. Nuestra puntuación de HEAR MAPS documenta si hay un síndrome y, de ser así, cuál es. Los pacientes con ciertos síndromes pueden tener necesidades importantes y son incluso más raros que la CAAM.

- S1: Sin síndrome
- S2: Con síndrome

Un ejemplo de la puntuación de HEAR MAPS de un paciente

Aquí hay un ejemplo de un niño con CAAM y su puntuación de HEAR MAPS.

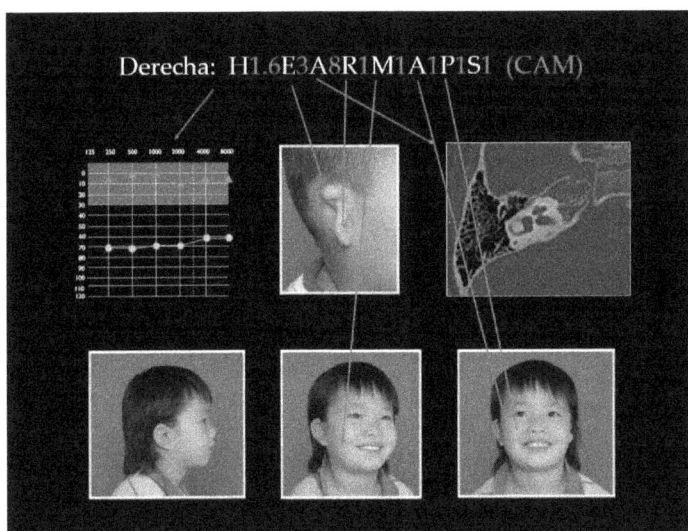

Derecha: H1.6E3A8R1M1A1P1S1 (CAM)

Sus padres optaron por reconstruir el canal auditivo y el oído externo al mismo tiempo con una cirugía, llamada Reparación combinada de microtia atresia. (Se describe en detalle a continuación). Su audición volvió al rango normal.

Pruebas genéticas

Ocho por ciento de nuestros pacientes de CAAM en todo el mundo tienen un síndrome genético identificable. Este porcentaje aumentará a medida que mejore nuestra capacidad para analizar genes.

El pediatra debe realizarle una evaluación general inicial a cada niño. Si todo es normal, no se recomienda realizar ninguna otra evaluación. Si surge alguna anomalía o pregunta en la primera evaluación pediátrica, se requiere una evaluación genética minuciosa por parte de un especialista en genética o pediatría del desarrollo. Puede encontrar a estos profesionales en los principales centros médicos, disponibles con cita previa. En algunos casos, su pediatra general puede ayudar con este servicio o realizarlo, especialmente si vive en un área remota lejos de grandes centros médicos o universidades.

Las pruebas genéticas son importantes para encontrar otros trastornos, si están presentes, que van más allá y que a veces son más amenazantes que la CAAM.

Por ejemplo, el corazón y los riñones pueden verse afectados en los síndromes genéticos que producen la CAAM, y estas afecciones pueden permanecer indetectadas hasta que surge un problema grave, si no se detectan en una etapa temprana de la vida de un niño. La evaluación de un especialista incluye lo siguiente:

- Un examen físico integral
- Antecedentes familiares de afecciones médicas por los rasgos característicos de ciertos síndromes
- Pruebas como tomografías y radiografías
  - En algunos pacientes, la evaluación del material genético se realiza mediante un frotis de mejilla o un análisis de sangre.

No todos los genes que causan la CAAM pueden identificarse... aún.

Lista de síndromes genéticos

Aquí hay una lista de los síndromes genéticos que nuestro equipo ha evaluado y que son los más comunes entre los pacientes con CAAM. Tenga en cuenta que algunos llevan el nombre del científico que descubrió la condición:

Treacher Collins
Microsomia hemifacial
Goldenhar
Supresión del cromosoma 13
Crouzon
Pfeiffer
Apert
Nager/Miller
Espectro oculoauriculovertebral
Síndrome de Klinfelter
Klippel-Feil
Síndrome branquio-oto-renal
Pierre Robin
Asociación VACTERL
Síndrome de DiGeorge (deleción de 22q11.2)
Síndrome de charge
Cromosoma 18q-
Cromosoma 18 mosaico
Trisomía 13 (Síndrome de Down)

Revisión del capítulo

HEAR MAPS estandariza la evaluación de CAAM y promueve un diagnóstico, tratamiento y comunicación efectivos a lo largo de la vida de su hijo, para su familia y para el equipo de profesionales médicos de su hijo.

Las pruebas de audición son importantes y deben realizarse tan pronto como sea posible después del nacimiento, para medir la salud del nervio auditivo, la cantidad de pérdida auditiva y los síndromes relacionados.

Es importante evaluar el estado auditivo de ambos oídos, ya sea que estén afectados por CAAM o no. Un veintitrés por ciento de los pacientes en la base de datos mundial de Global Hearing tienen pérdida auditiva en el oído no afectado por CAAM.

Capítulo 4

Tratamiento

Aproximación al capítulo

CÓMO COMENZAR: cuándo y cómo comenzar el tratamiento, y cómo reunir un equipo de profesionales médicos altamente calificados

LA HISTORIA: Breve historia del tratamiento médico de CAAM.

CIRUGÍA Y MÁS: Mejores prácticas para la preparación, curación y recuperación

¿Cuándo debemos comenzar el tratamiento?

Determine la pérdida de audición de su hijo lo antes posible y comience el tratamiento tan pronto como sea posible si existen condiciones que puedan corregirse. Cuanto más espere, más importante será la pérdida de audición que afectará el desarrollo de su hijo. En nuestras conferencias en todo el mundo, recomendamos que los padres asistan incluso si su hijo tiene algunas semanas de vida. Usted comienza a aprender y nosotros comenzamos a completar el puntaje de HEAR MAPS y armamos un plan de tratamiento. Cuando su hijo tenga la edad suficiente para someterse a las pruebas, estaremos listos para planificar el tratamiento. Por lo general, una tomografía computarizada a los 2 años y medio de edad es la última prueba necesaria antes de finalizar el tratamiento.

Armar un equipo de profesionales médicos

La primera pregunta que debe hacerse es: ¿quién necesito que esté en mi equipo para cuidar a mi hijo? Sugiero la siguiente lista:

EQUIPO DE ATENCIÓN

- **Pediatra**
  - *Evaluación médica y control de niño sano*
- **Especialista en pruebas auditivas (Audiólogo)**
  - *Evalúa la audición y ajusta los dispositivos auditivos*
- **Otólogo**
  - *Decisiones auditivas y desarrollo de la audición*
- **Cirujano plástico**
  - *Reconstrucción del oído externo (pinna)*
- **+/- Cirujano craneofacial**
  - *Reconstrucción facial y de mandíbula, si fuera necesario*

Una lista de profesionales médicos para incluir en el "Equipo de atención" de su hijo, así como una breve descripción de su función.

Pediatra

Su pediatra local es un miembro esencial del equipo de su hijo. Él o ella actuarán como la persona a la que debe acudir en una emergencia en la mayoría de las necesidades médicas durante la infancia. Él o ella también pueden evaluar a su hijo para detectar la presencia de un síndrome. Su pediatra llevará a cabo los aspectos importantes del bienestar que son importantes para la salud del oído, como las inmunizaciones y el seguimiento del desarrollo físico.

Especialista en pruebas de audición (audiólogo)

Si bien el especialista en pruebas auditivas se llama audiólogo en la mayoría de los países, los médicos realizan funciones similares en algunos países. Como se describe en la sección Pruebas y evaluación, se necesitan diferentes tecnologías para brindar información crítica sobre la audición de su hijo a lo largo del tiempo. Un especialista en pruebas de audición sabrá qué tecnologías se requieren.

Si tiene un audiólogo pediátrico disponible, consiga uno para su equipo.

La experiencia del audiólogo pediátrico con la evaluación de la pérdida auditiva y el tratamiento en la infancia es extremadamente beneficiosa para el cuidado de su hijo. En algunos casos, se necesitarán dispositivos auditivos y los audiólogos pediátricos ajustarán y cuidarán los dispositivos que se utilizan. Al igual que con su pediatra, es mejor buscar un audiólogo pediatra cerca de su hogar, si es posible, ya que debe realizar visitas regulares.

Otólogo

Un otólogo (que es mi profesión) centra su práctica en el cuidado de la enfermedad del oído. Algunos incluso se centran en el cuidado de la enfermedad del oído en la infancia. El otólogo es responsable de ayudarlo a interpretar las pruebas de diagnóstico después de pedirlas, evaluar la anatomía del oído de su hijo, interpretar las tomografías computarizadas y realizar una cirugía si es necesario. No es necesario que esta persona viva cerca de usted.

Cirujano plástico

Un cirujano plástico es responsable de la corrección quirúrgica de la deformidad del oído externo de CAAM. Elija un cirujano plástico que se especialice en la técnica de reconstrucción que prefiera, las cuales describo más adelante. No es necesario que el cirujano plástico esté cerca de su hogar.

Cirujano craneofacial

En aproximadamente el 10 % de todos los pacientes, se necesita un cirujano craneofacial para coordinar y brindar atención a la mandíbula y, a veces, a las anomalías faciales asociadas con CAAM o los síndromes relacionados. Los cirujanos craneofaciales están especialmente capacitados en cirugía de mandíbula (o quijada), rostro medio y ortodoncia o cuidado dental. Este profesional puede vivir lejos de usted si no hay uno disponible en su área inmediata. Con frecuencia, su cirujano craneofacial puede trabajar con ortodoncistas locales si es necesario.

Primeros pasos

Después de que los padres reúnen a su equipo de profesionales médicos, la siguiente pregunta natural es: "¿Qué debo hacer a continuación?" Sugiero los siguientes elementos de acción, **Primeros pasos**:

PRIMEROS PASOS
27%

- Pruebas auditivas
  - ‣ Audición en el oído afectado + oído "no afectado"

- Evaluación para detectar síndrome congénito
  - ‣ atresiarepair.com - 12 síndromes

- Habla y lenguaje Dx / Rx
  - ‣ La línea de base permite el seguimiento

- Consulta temprana con un otólogo: Plan

- Candidatura quirúrgica: CT @ 2.5 años

Una lista de profesionales médicos para incluir en el "Equipo de atención" de su hijo, así como una breve descripción de su función.

Tan pronto como sea posible después del nacimiento, se debe realizar una prueba de audición para determinar si el oído interno y el nervio auditivo en el oído con CAAM están intactos y funcionan normalmente.

Recuerde, no cometa el error fácil y tentador de centrarse solo en el oído con CAAM.

Según nuestra experiencia, el 23 % de los niños con CAAM de un solo lado tienen pérdida de audición en su oído "bueno".

Si la pérdida de audición está presente en el lado no afectado por la CAAM, aún es posible que el niño tenga serias implicaciones en el desarrollo del lenguaje.

Afortunadamente, esta pérdida de audición generalmente puede tratarse con facilidad y rapidez.

A través de su pediatra, es importante realizar una búsqueda de cualquiera de los síndromes que causan CAAM. Muchos de estos son identificables al nacer, pero algunos pueden surgir más tarde, y el seguimiento continuo es importante. Si tiene la suerte de estar cerca de un importante centro médico, es posible que haya un pediatra disponible que se especialice en identificar y tratar síndromes genéticos. Su pediatra sabrá si existe dicha persona localmente. Estos especialistas se llaman pediatras del desarrollo.

Desde alrededor de un año de vida, la consulta con un patólogo del habla puede ser una buena idea. Por ejemplo, si este es su primer hijo, usted no está acostumbrado a lo que se consideraría normal para la edad de un niño. Un patólogo del habla puede comparar el desarrollo del habla y el lenguaje de su hijo con el de otros niños de su edad. También pueden ser reclutados en su equipo de tratamiento para realizar una terapia del habla y ayudar a desarrollar el vocabulario, el habla y la estructura de las oraciones de su hijo. En algunos entornos, las escuelas especializadas expertas en educar y desarrollar el habla en niños con pérdida auditiva están disponibles y pueden ser algo fenomenal para añadir a los primeros años de su hijo. Con el tiempo, nuestro objetivo es lograr que los niños con discapacidad auditiva se inscriban y funcionen normalmente en el sistema escolar. Un patólogo del habla sabrá qué recursos están disponibles en su área local.

En el primer año de vida de su hijo, identifique y desarrolle una relación con un otólogo. Este médico interpretará y aplicará la información de diagnóstico generada por los audiólogos pediátricos y los terapeutas del habla y le ayudará a formular un plan de tratamiento. Además, si es necesario eliminar papilomas cutáneos o exceso o anomalías de tejido antes del nacimiento, él/ella le realizará este pequeño procedimiento a su hijo sin interrumpir las opciones de tejido que se utilizarán más adelante en el proceso de reconstrucción. Su otólogo también puede interpretar tomografías computarizadas y realizar una cirugía.

Para cuando su hijo tenga aproximadamente dos años y medio de edad, debe seleccionar una opción de reconstrucción del oído externo y agregar a un cirujano plástico al equipo. Ayuda mucho (y mejora los resultados) si los miembros del equipo se comunican bien, están acostumbrados a trabajar juntos y se coordinan bien a medida que se completa el tratamiento.

Una breve perspectiva histórica del tratamiento de la CAAM

Puede ser útil conocer una breve revisión de la historia del oficio de tratar la CAAM a medida que comienza a aprender sobre las opciones quirúrgicas.

Tradicionalmente, la reparación de la microtia se realizaba mediante una técnica de injerto de cartílago e incluía tres o cuatro cirugías individuales que comenzaban entre los 5 y los 7 años de edad, después de que los cartílagos pudieran crecer a un tamaño suficiente como para crear un oído externo. Éstas técnicas que se describen, utilizadas hace décadas, retiraban secciones de tres cartílagos separados de la parte frontal de la pared torácica, las cuales se usaban para formar un soporte que imitaba el oído externo. Luego se insertaba el soporte de cartílago debajo de la piel para reconstruir el defecto de microtia. Para completar este proceso se requerían varias cirugías separadas a lo largo de varios años. Después de que se completaba la reparación de la microtia con injerto de cartílago, generalmente entre los 10 y los 12 años de edad, se realizaba una cirugía del canal auditivo.

Como leyó anteriormente, es bien sabido que la estimulación de un sentido durante un período crítico de desarrollo es crucial para el desarrollo de ese sentido, por ejemplo, el período crítico de desarrollo del habla que se describe en el Capítulo 1. En la década de 1990, fui el primer cirujano en realizar una cirugía del canal auditivo antes de la reparación de la microtia. Este cambio fue pionero en proporcionar audición a los centros de desarrollo del cerebro y el lenguaje de los niños con CAAM en una etapa temprana de su vida y trayectoria de desarrollo, en un momento en que puede ocurrir una estimulación máxima. El nuevo orden de cirugía desafió la práctica médica tradicional en ese momento. En los primeros días, antes de realizar este cambio, la edad promedio de la reparación de la atresia era mayor a 11,2 años, momento en el cual la mayoría del desarrollo cerebral asociado con el lenguaje ya se había logrado.

Ahora realizamos la cirugía de restauración de la audición de forma rutinaria a los tres años de edad. Los resultados en audición y desarrollo son increíblemente diferentes.

Mi primera publicación de este trabajo fue realizada en 2009 en varias revistas médicas revisadas por colegas. Este cambio fue facilitado directamente por el desarrollo de la técnica MEDPOR™ para la reparación de microtia, y redujo el número total de cirugías necesarias de cuatro a dos.

Nuestros pacientes estaban contentos con esta reducción en el número de cirugías, viajes, tiempo fuera de casa, impacto psicológico, etc. Me complace mucho que los niños pequeños puedan realizarse procedimientos de restauración sin pasar por una operación más de cuatro a seis veces. También hemos visto mejoras en el lenguaje y el habla y el progreso del desarrollo en nuestros pacientes más jóvenes cuando la audición se logra en los primeros años de su vida.

Varios pacientes preguntaron si las cirugías de Atresia y Microtia podían realizarse al mismo tiempo. Esa pregunta educada y reflexiva conduce a una forma completamente nueva de tratar CAAM. Hoy en día, podemos completar los procedimientos del canal auditivo y el oído externo en una sola cirugía en algunos pacientes. Juntos, el Dr. John Reinisch y yo realizamos la primera cirugía combinada de CAAM del mundo en enero del 2008. Hoy, he realizado cientos de cirugías de CAAM junto con varios cirujanos. Ahora es un lugar común para los pacientes seleccionar esta opción combinada para la reparación de CAAM.

Durante los últimos 20 años, intencionalmente he abordado los problemas más importantes, las complicaciones y los resultados limitados para el tratamiento de niños y adultos con CAAM. Al hacerlo, disfrutamos de un gran progreso en las áreas donde los resultados han sido mejorados. Todavía tengo mi lista original de principios del siglo XXI. Por cierto, la lista es más corta ahora, pero esperamos seguir mejorando a medida que avanzamos.

Opciones quirúrgicas para la cirugía del canal

Como le informé anteriormente, los pacientes con un puntaje de 6 a 10 en la tomografía computarizada reciben un mejor tratamiento con la creación quirúrgica de un canal auditivo. El siguiente diagrama de flujo ayudará a guiar las decisiones de tratamiento. Una tomografía computarizada del hueso temporal debe realizarse a la edad mínima de 2 años y medio, y no antes, a menos que lo indique un profesional médico. Mientras que el oído interno y los huesos del oído medio están completamente desarrollados al nacer, el hueso que los rodea crece rápidamente durante los primeros años de vida, y no está adecuadamente desarrollado para determinar si el niño es candidato a cirugía hasta que el niño tenga 2 años y medio o más. Es a través de este hueso que se debe hacer un canal auditivo. Debemos esperar a que el hueso se forme adecuadamente antes de dar una puntuación a la tomografía computarizada. No podemos usar una tomografía computarizada de un año de edad, por ejemplo, para determinar la probabilidad de éxito de una cirugía, y hacer un conducto auditivo porque el hueso a través del cual debe pasar el conducto aún no está lo suficientemente desarrollado.

Tenga en cuenta que los grados 1 a 4 se tratan mejor con dispositivos auditivos implantables, que se describen más adelante. Ocasionalmente, las puntuaciones de 5 pueden tener los canales creados, como en CAAM bilateral, pero la restauración auditiva completa puede ser menos probable, aunque puede ser útil en algunos pacientes.

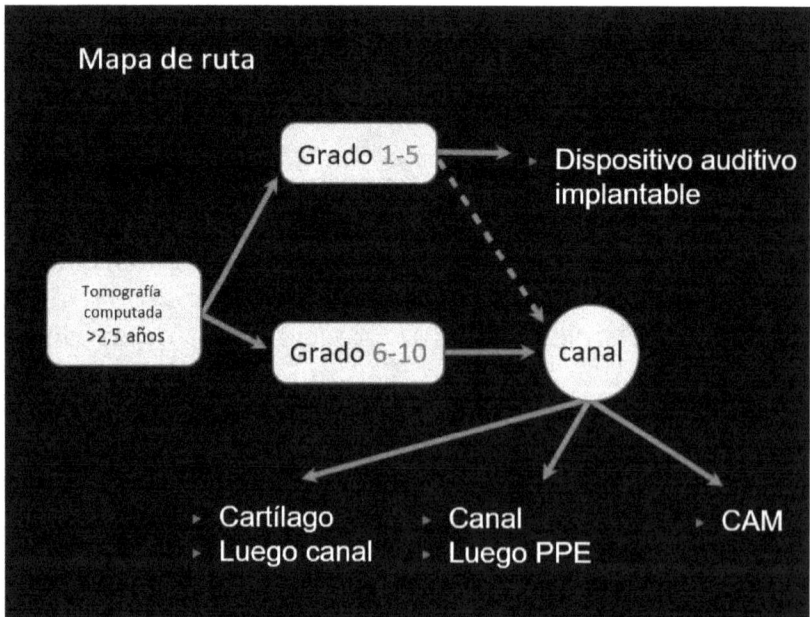

Mapa de ruta

Tomografía computada >2,5 años → Grado 1-5 → Dispositivo auditivo implantable

Grado 6-10 → canal

- Cartílago Luego canal
- Canal Luego PPE
- CAM

Tratamiento

Un mapa de ruta para las opciones del plan de tratamiento basado en la puntuación de la TC.

Se necesitan equipos e instalaciones quirúrgicos complejos para obtener una alta probabilidad de éxito. La reparación quirúrgica de CAAM es una de las cirugías técnicamente más exigentes que existen. Los centros con quirófano requieren de un excelente microscopio quirúrgico, instrumentación especial, micro perforaciones, monitores de nervios faciales, láser, prótesis para microtia de polietileno poroso, en algunos casos prótesis personalizadas de reemplazo del hueso del oído medio y, en otros casos, equipos de liposucción. No puedo enfatizar lo importante que es tener el equipo y el personal correctos para el éxito de la cirugía de canal. Dado que se trata de una cirugía desafiante, los resultados finales se logran en los quirófanos y los equipos de quirófanos que se especializan en esta cirugía día tras día, en los mismos centros y con el mismo equipo.

Además, la anestesia para los niños que se someten a cirugía es una especialidad en sí misma. Yo mismo selecciono a los anestesiólogos que formarán parte de nuestro Centro de cirugía, y son esenciales para la seguridad y el éxito de la cirugía. Si bien la mayoría de los padres no piensan en la gran cantidad de profesionales necesarios para realizar estos procedimientos de forma experta, los excelentes miembros del equipo son un componente crítico del éxito. Al igual que con cualquier esfuerzo humano, los mejores resultados del mundo se logran cuando se realiza el mismo procedimiento una y otra vez con el mismo equipo enfocado de expertos, que trabajan con los mejores equipos en el mismo entorno.

Operamos bajo las pautas de que "si escogiéramos este equipo y este personal para operar a nuestro hijo, haremos lo mismo por el suyo".

El equipo quirúrgico requerido para realizar la cirugía de reparación de atresia con el más alto nivel incluye:

- Monitor de nervio facial: se insertan electrodos en los músculos del rostro después de que el paciente está anestesiado. Se conectan monitores especialmente diseñados. Cualquier estimulación del nervio facial durante la cirugía derivará en una contracción muscular en el rostro. La contracción muscular se detecta y se convierte en un sonido de alarma para alertar al cirujano y al equipo médico, lo que da más seguridad y protege el nervio facial de una lesión.

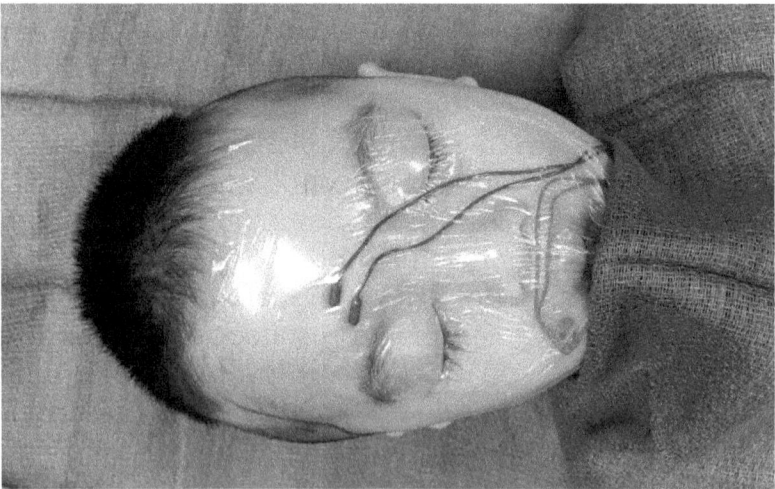

Monitores de nervios faciales colocados, que se utilizan para proteger el nervio de lesiones durante la cirugía.

Tratamiento

- Microscopio de operación e instrumentación especializada, que incluye láseres, dermatoma submilimétrico y micro tornos

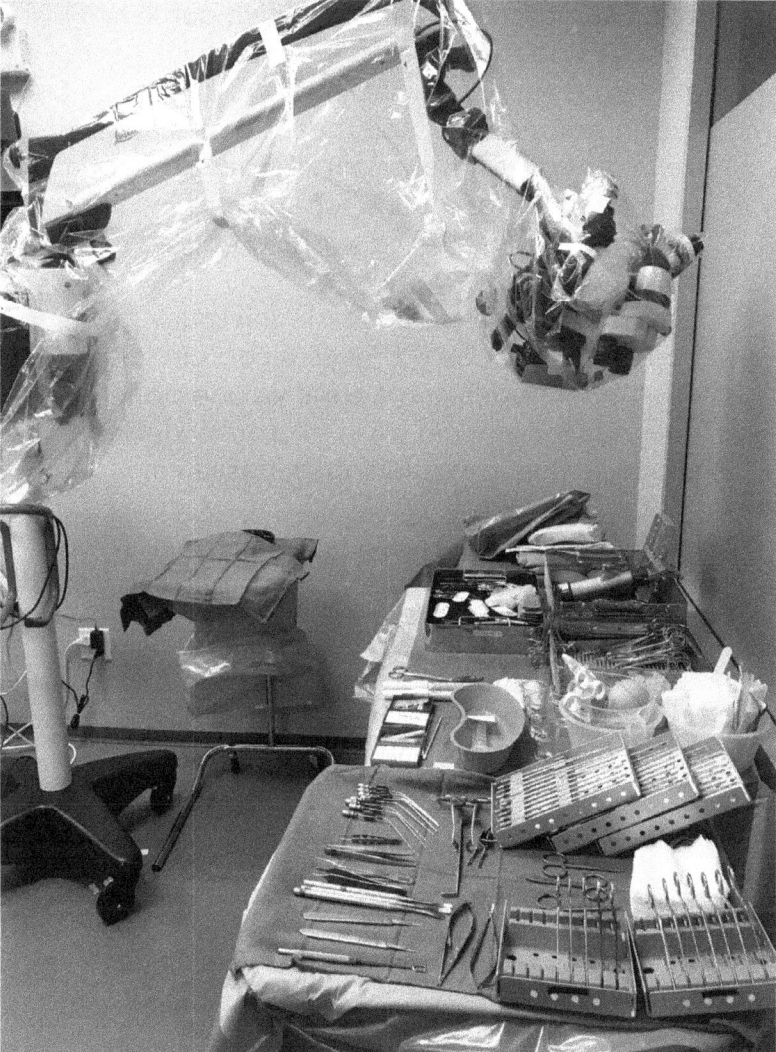

El microscopio quirúrgico y numerosos instrumentos requeridos para realizar una cirugía CAAM exitosa.

Situaciones de Cirugía del canal

Como leerá más adelante, la cirugía del canal auditivo puede realizarse en cinco situaciones:
1. Cuando existe un oído externo normal sin canal auditivo o un canal auditivo parcial
2. Después de la reparación de microtia mediante injerto de cartílago
3. Como primer paso, seis meses o más antes de la reparación por separado de la microtia
4. Al mismo tiempo que la reparación de microtia, con una reparación combinada de microtia-atresia
5. Después de la reparación de microtia con polietileno poroso (PPE). Esta combinación es altamente desalentadora, ya que pone en riesgo la reparación de la microtia y debe aplicarse solo en situaciones inusuales.

Las siguientes son imágenes de algunos de nuestros pacientes que se han sometido a una cirugía del canal:

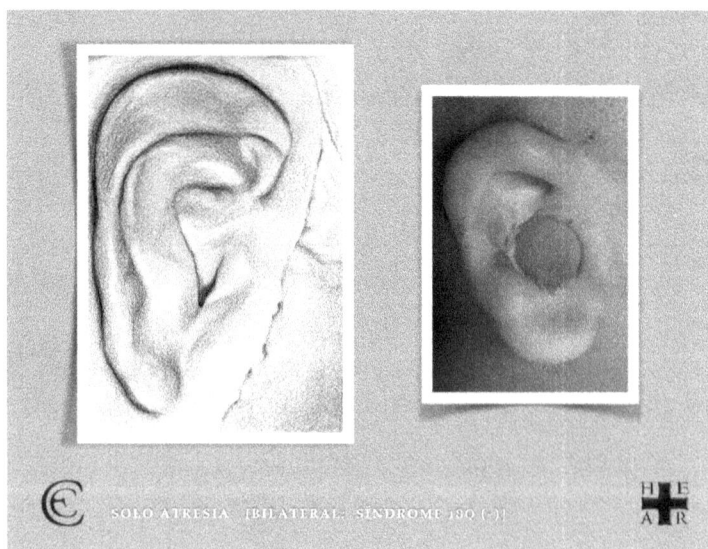

SOLO ATRESIA [BILATERAL; SÍNDROME 18Q (-)]

Tratamiento

Escenario 1: Oído externo normal con un canal auditivo creado quirúrgicamente.

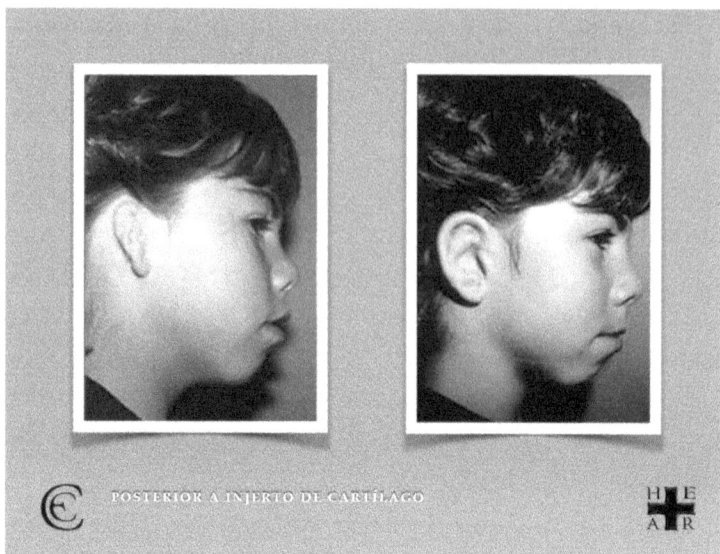

Escenario 2: Reconstrucción del oído externo mediante un método de injerto de cartílago realizado antes de la creación quirúrgica del canal en la posición correcta.

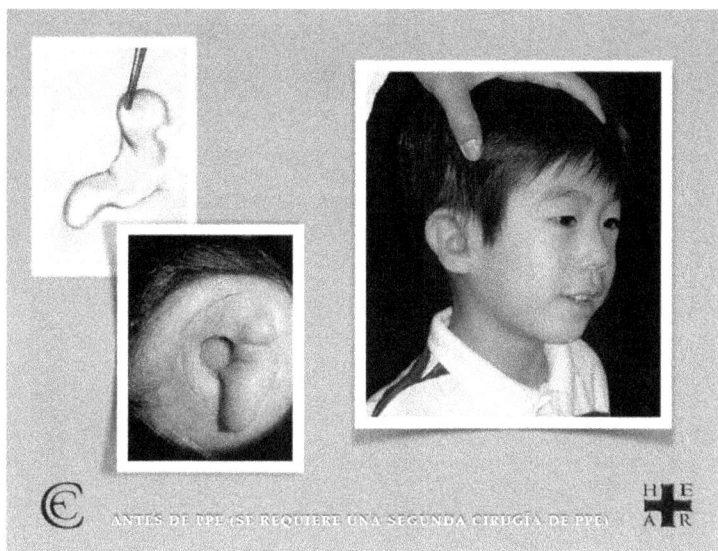

ANTES DE PPE (SE REQUIERE UNA SEGUNDA CIRUGÍA DE PPE)

Escenario 3: La cirugía del canal se realiza primero, seguida de una cirugía secundaria de reparación de microtia con PPE un mínimo de 6 meses después

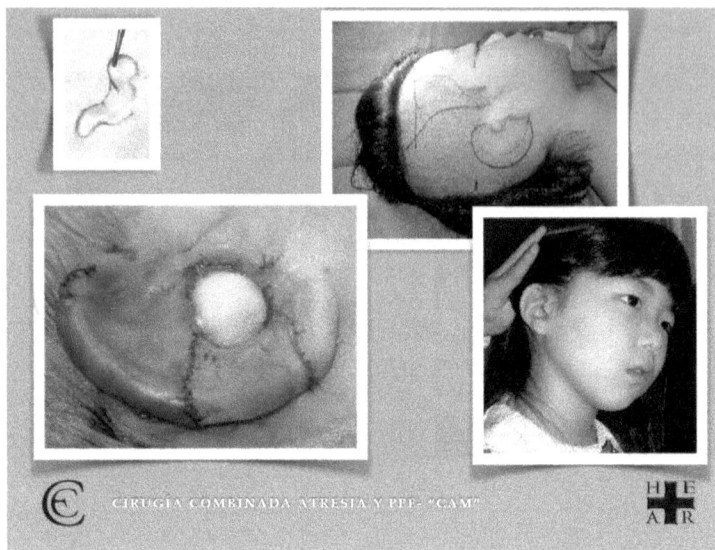

Escenario 4: Reparación combinada de microtia atresia (CAM), que implica la creación de un canal y la reconstrucción del oído externo con PPE en una sola cirugía.

Los pacientes con puntuaciones adecuadas en la tomografía computarizada son candidatos para la creación de un canal auditivo. **La cirugía se puede realizar como un procedimiento individual** (con seguimiento seis meses o más después mediante la reconstrucción de microtia (PPE)™MEDPOR) o en una sola cirugía combinada con reconstrucción de microtia con PPE realizada en un día. Los pacientes son dados de alta el mismo día de la cirugía en ambos casos.

Canaloplastia

La cirugía se realiza con anestesia general y se completa en aproximadamente dos horas. Se da el alta una o dos horas después de la cirugía. El canal auditivo se crea en la posición normal simétrica con la oreja opuesta en el caso de CAAM unilateral. Como se ve en las imágenes de abajo, el nuevo canal sale justo detrás de la oreja pequeña con microtia.

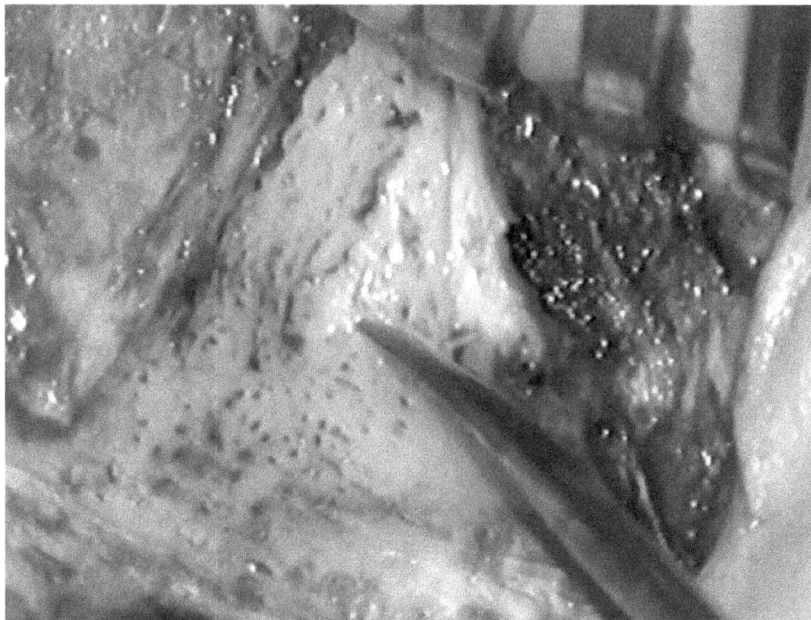

Esta imagen muestra la ubicación donde se debería haber desarrollado el canal auditivo. En la CAAM, en cambio, se trata de hueso sólido, que se elimina mediante tornos especializados para crear un canal.

Durante la cirugía, el hueso anormal presente en el lugar donde debería haberse formado el canal auditivo se elimina mediante micro tornos e irrigación por succión. Pequeñas fresas con punta de diamante de diferentes tamaños, entre 6 mm y 0,5 mm, que giran y lijan el hueso, se utilizan para esculpir el canal auditivo en la forma y dirección adecuadas. La irrigación continúa con solución salina para eliminar las pequeñas astillas de hueso y mantener los tejidos restantes frescos y saludables.

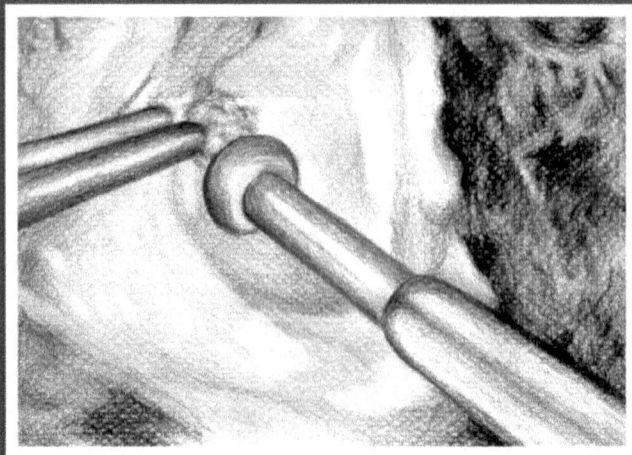

ESCULPIDO DEL CANAL

Ilustración artística de un torno utilizado para esculpir el canal auditivo.

Las fresas progresivamente más pequeñas se utilizan para eliminar el hueso del canal, deteniéndose por debajo de los huesos del oído medio, que se adhieren a la superficie interna de la pared ósea que está esculpida para formar el canal auditivo.

Se utiliza un láser para eliminar las últimas partes de la conexión ósea a los huesos del oído medio, liberándolos para transmitir vibraciones de sonido por primera vez.

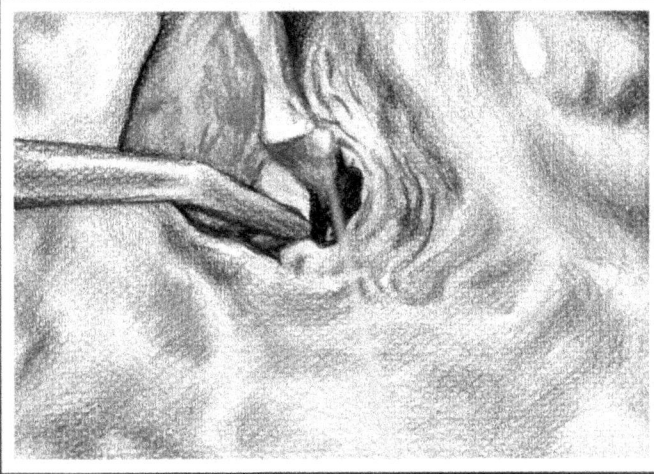

ESCULPIDO CON LÁSER

Ilustración artística del láser utilizado para esculpir los huesos nativos del oído medio y liberarlos para realizar vibraciones de sonido.

Después de esculpir con láser los huesos del oído medio, se revisan para asegurarse de que sean móviles y estén formados adecuadamente. De lo contrario, puede ser necesaria la reconstrucción del hueso del oído medio con una prótesis personalizada para llevar la audición al nivel deseado.

Como no hay tímpano, se debe crear uno. Se diseña un tímpano de tres capas, que imita las mismas capas que un tímpano normal. La capa intermedia es un tipo de tejido llamado fascia, que se trasplanta desde la superficie del músculo por encima de la oreja y se ajusta para que se ajuste a los huesos del oído medio como un tímpano normal. De forma intermedia a la fascia, el cuerpo forma una capa interna de tejido mucoso durante el proceso de curación. Finalmente, la capa exterior está formada por parte del injerto de piel que se extrae para revestir el conducto auditivo recién construido.

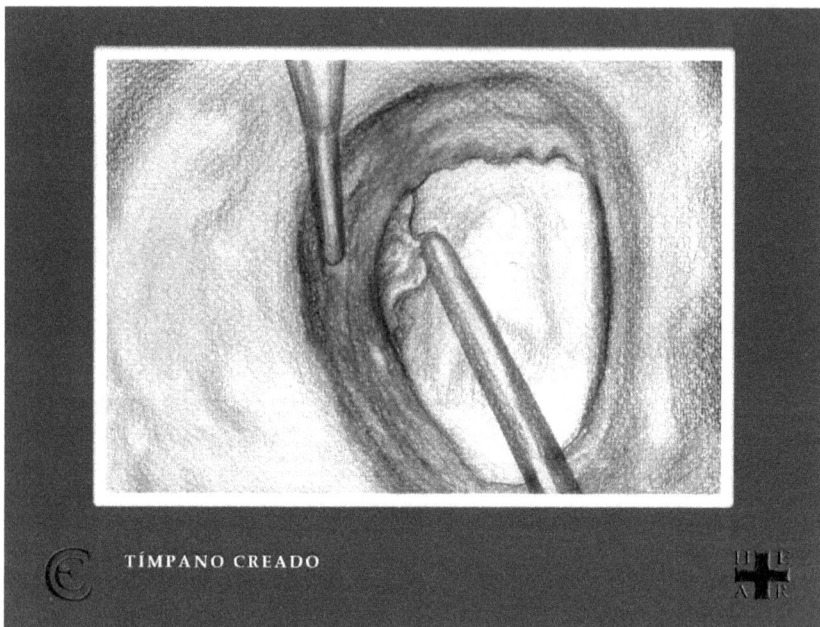

TÍMPANO CREADO

Se crea un tímpano utilizando la fascia y se fija a la cadena ósea del oído medio en la posición adecuada.

El canal auditivo se reviste con un injerto de piel de espesor parcial, que cubre tanto la superficie lateral del tímpano recién trasplantado como la superficie del canal auditivo recién creado. La piel del cuero cabelludo ha demostrado ser la piel más parecida a la normal, y el sitio donante sana sin dejar cicatrices. Somos pioneros en este sitio donante de piel para CAAM. Se retira una sección delgada de la piel, dejando los folículos pilosos intactos en el cuero cabelludo. El cabello vuelve a crecer en el cuero cabelludo normalmente, y no crece en la piel trasplantada al canal auditivo.[7]

STSG: cuero cabelludo

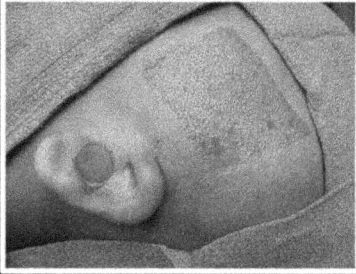

237 en 36 meses

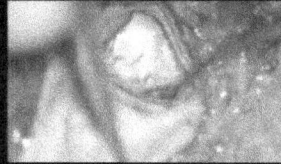

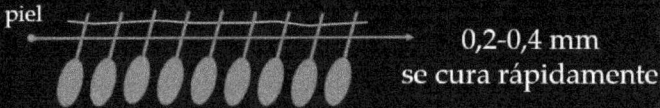

piel

0,2-0,4 mm
se cura rápidamente

Se preservan los folículos pilosos en el cuero cabelludo

Se extrae un injerto de piel de espesor parcial (STSG) del cuero cabelludo, dejando los folículos pilosos intactos, que volverán a crecer a través del sitio del injerto. La piel se utiliza para revestir el canal recién creado.

Se coloca un relleno dentro del canal auditivo, que sostiene el tímpano y el injerto de piel en posición durante dos o tres semanas, a medida que el cuerpo hace crecer los vasos sanguíneos en el tejido trasplantado. El relleno se retira a intervalos en el período postoperatorio, mientras el mecanismo de audición recién construido se recupera progresivamente. Entre las visitas, les pedimos a los pacientes que coloquen gotas de antibióticos en el relleno a intervalos específicos, eviten que el agua ingrese al conducto auditivo reconstruido y eviten un alto impacto o una actividad discordante.

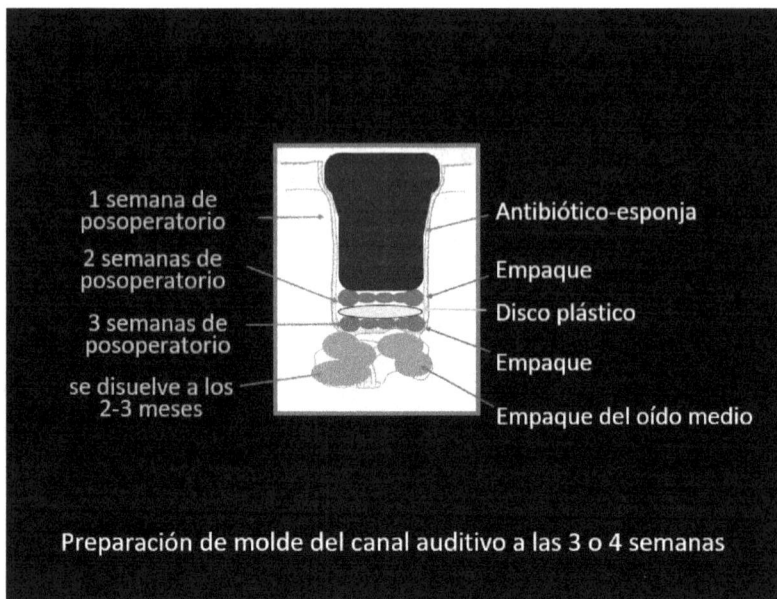

Un gráfico que muestra el relleno colocado en el canal
auditivo al momento de la cirugía, y una estimación
aproximada de cuándo se extrae en el postoperatorio.

Reparación combinada de la microtia atresia

La reparación combinada de la microtia atresia (CAM)
para CAAM es una cirugía de un solo paso en la que
ambas afecciones, tanto del canal auditivo como del oído
externo, se corrigen en una sola cirugía.[8] Se crea un canal
auditivo y el oído externo se reconstruye con un implante
hecho de polietileno poroso (PPE), que se describe a
continuación. Los niños deben tener tres años de edad y
pesar ~15 kg o más. Dos factores deciden la edad más
temprana en la que realizamos la cirugía de CAM. El
primero es la seguridad; la anestesia general es más
segura en niños de tres años de edad o más. Como el
procedimiento dura entre seis y ocho horas, las
consideraciones anestésicas para los niños pequeños son
de suma importancia. Usamos anestesiólogos pediátricos

específicamente familiarizados con los medicamentos necesarios para los metabolismos de los niños. Además, la cantidad de anestésicos inhalados se minimiza inyectando agentes anestésicos locales (lidocaína y bupivacaína) antes de que comience el procedimiento y después de que termina. Como resultado, los pacientes no sienten dolor cuando se despiertan.

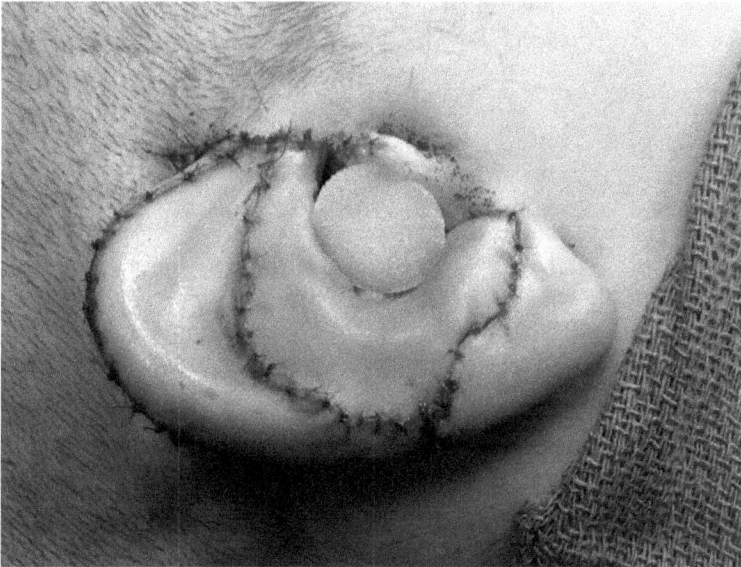

Esta foto se tomó en la sala de operaciones inmediatamente después de completar una reparación de CAM en el oído derecho. Antes de que el niño despierte, se coloca un molde protector de oído externo de silicona y un vendaje en la cabeza.

Todas las CAM realizadas en nuestra institución se realizaron como un procedimiento ambulatorio con alta hospitalaria el mismo día. Debido a nuestros cuidadosos procesos de anestesia, los niños pueden regresar a casa unas pocas horas después de que se haya completado la cirugía.

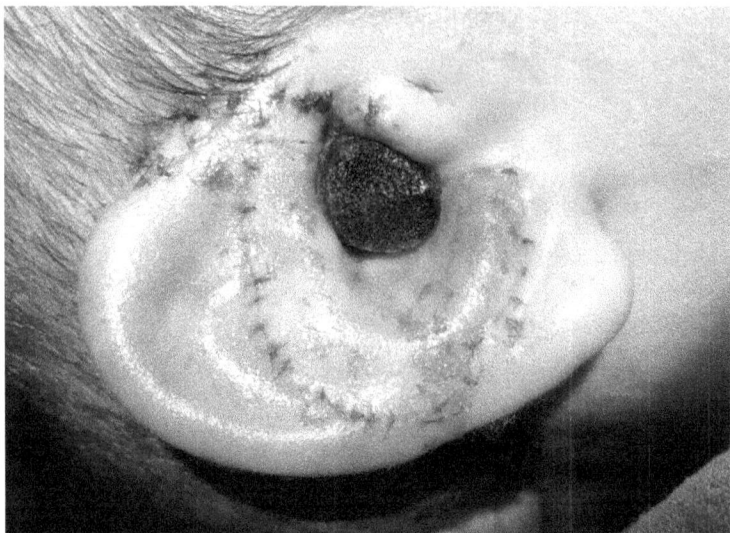

El mismo paciente dos semanas después. Se han eliminado el molde y el vendaje externos de la oreja, pero el relleno del canal auditivo aún está colocado. La esponja en el canal auditivo se retirará en la tercera semana.

Casualmente, los 3 años de edad también son una buena edad para realizar la cirugía porque ya ha habido un crecimiento significativo de la cabeza y el oído hacia el tamaño del adulto. La figura 1 es ilustrativa de este patrón de crecimiento. Como se puede observar, el oído externo ha alcanzado el 88 % del tamaño adulto a los 3 años de edad y el 92 % del tamaño adulto a los 7 años.[9]

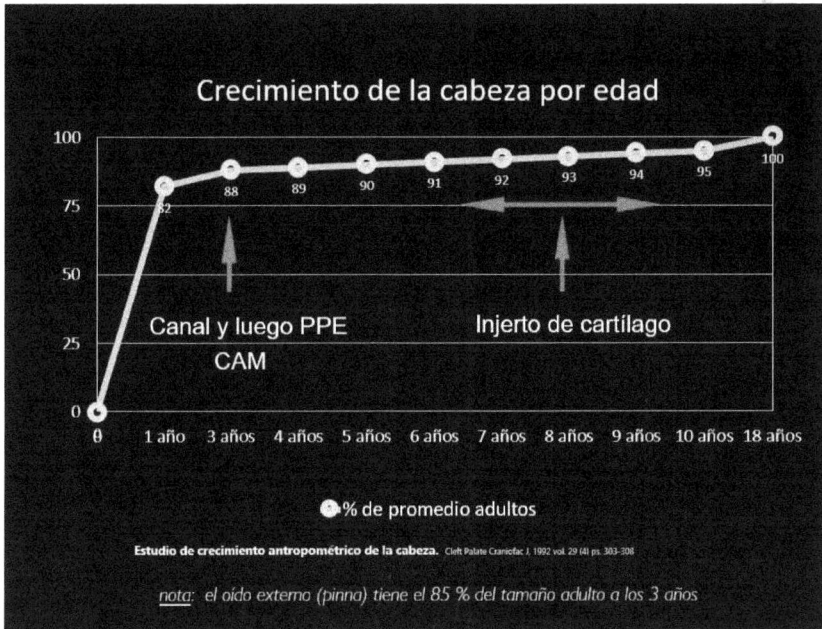

Crecimiento de la cabeza por edad

Una representación gráfica del crecimiento de la cabeza (porcentaje del tamaño promedio de los adultos, eje-y) en función de la edad en años. La edad más temprana en la que se puede realizar ésta cirugía o CAM, es a los 3 años, ya que las estructuras de la cabeza han alcanzado el 88 % del tamaño promedio de los adultos. A los 7 años, han alcanzado el 92 % promedio en adultos.

Tanto las técnicas quirúrgicas de cartílago como de PPE requieren una estimación del tamaño del implante en función del tamaño final previsto del pabellón después de que el crecimiento haya concluido aproximadamente a los 18 años. Como tal, el oído reconstruido y el canal auditivo parecerán ligeramente más grandes que el lado normal en pacientes con CAAM unilateral. Más adelante, cuando las estructuras hayan madurado completamente, ambos oídos coincidirán en apariencia.

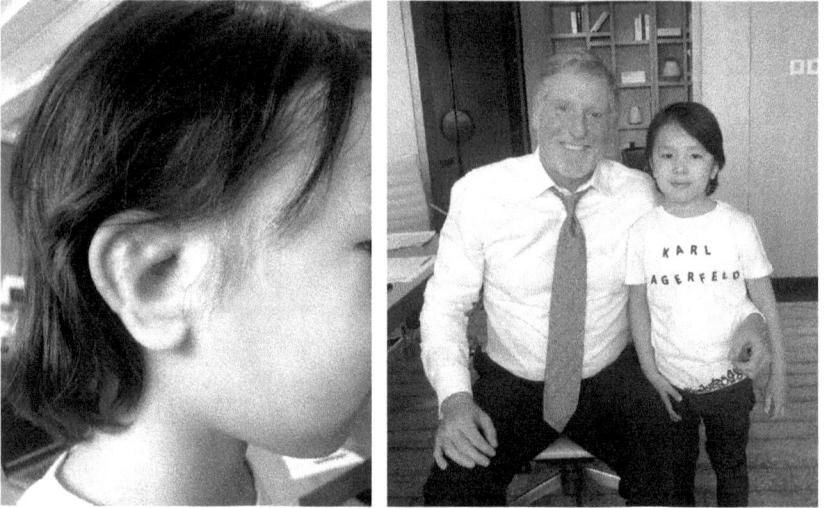

Este niño fue operado hace seis meses y se le realizó una cirugía correcta de CAM; tiene audición en el rango normal (aproximadamente ~90 % de lo que escucha un oído normal que no tiene CAAM).

Una pregunta frecuente es qué técnica de reconstrucción del oído externo da los mejores resultados auditivos. Los resultados auditivos después de la reparación de la microtia con injerto de cartílago, PPE en la técnica CAM, y con PPE en la reparación de microtia por canal y por separado son idénticos. Si bien los resultados auditivos son los mismos, existen otros riesgos y beneficios que difieren entre estos enfoques reconstructivos, que se analizarán con más detalle más adelante en este libro. Sin embargo, los resultados auditivos son comparables entre todos los abordajes quirúrgicos reconstructivos.

RESULTADO AUDITIVO

> 6 meses, último audiograma; CT 8 o >

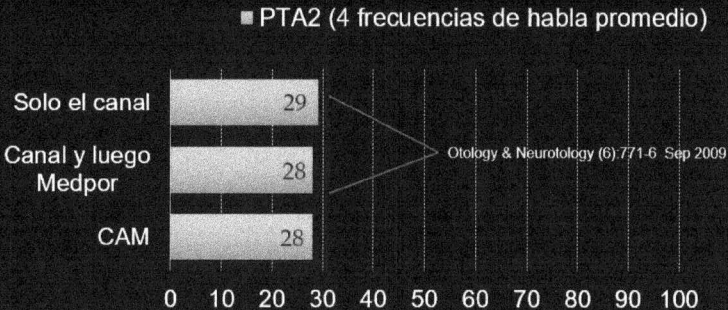

■ PTA2 (4 frecuencias de habla promedio)

Solo el canal	29
Canal y luego Medpor	28
CAM	28

Otology & Neurotology (6):771-6 Sep 2009

0 10 20 30 40 50 60 70 80 90 100

Una comparación de los resultados de la audición y las técnicas de reconstrucción. Tenga en cuenta que no hay una diferencia significativa en el resultado de la audición entre estas técnicas.

Los resultados de la reparación de microtia que utilizan EPP, ya sea que se implanten al mismo tiempo que la cirugía de canal en la reparación CAM, como procedimiento de segunda etapa después de la cirugía inicial de canal o como cirugía independiente sin creación de canal auditivo, son casi idénticos, con la siguiente excepción:

- Debido a que el oído es menos móvil cuando hay un canal colocado, el implante de PPE era más propenso a la fractura en caso de un fuerte golpe en el oído en nuestra serie temprana. Aun así, las tasas generales de fractura fueron bajas. Los primeros resultados mostraron una fractura en poco más del 5 % de los pacientes. Después de instituir una soldadura más significativa de los puntos de conexión del soporte de PPE, creemos que hemos eliminado prácticamente esta complicación, independientemente del enfoque de la cirugía.

Los resultados de la reparación de microtia que utilizan la reparación de CAM difieren de la reparación de atresia por separado y la cirugía de reparación de microtia de la siguiente manera:

- Es menos probable que los pacientes con CAM vean que el soporte de EPP se desplaza hacia abajo o hacia adelante con el tiempo, en comparación con los pacientes que se realizan reparación de atresia y microtia en diferentes momentos. Creemos que esto se debe a la suspensión más vigorosa del PPE con un colgajo de tejido que podemos preservar para suspender el implante de PPE en la cirugía de CAM, un tejido significativamente más fuerte que otras técnicas de suspensión aplicadas en la reparación de microtia después de la reparación de la atresia. Este colgajo de tejido no se puede utilizar para suspender el implante de PPE en un enfoque de cirugía por separado, lo que deriva en tasas ligeramente más altas de desplazamiento del implante con el tiempo.

- Los pacientes con CAM tienen menos probabilidades de experimentar estenosis del canal que los pacientes con cirugías separadas.

En la sala de operaciones, un molde externo para la oreja está hecho de un material suave que se endurece y se mantiene fijo con suturas. El molde del oído externo azul permanece en su lugar durante dos semanas, y los niños no pueden quitárselo. Los padres no tienen que cuidar el molde de ninguna manera, sino que solo deben evitar que sus hijos realicen actividades que puedan causarle un impacto o complicar la reparación curativa. El molde azul se extrae en pacientes con CAM ~2 semanas después de la cirugía.

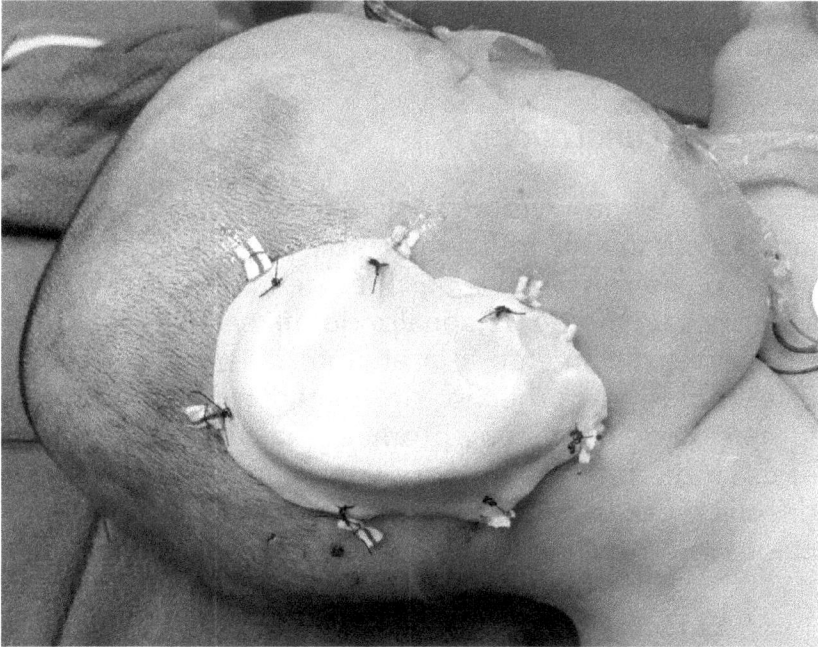

Un ejemplo del molde azul personalizado del oído externo, que se cose en su lugar inmediatamente después de completar un procedimiento de CAM. Este molde

permanecerá en su lugar durante 2 semanas para proteger el oído reconstruido antes de que sea retirado en la clínica.

La oportunidad de realizar un procedimiento quirúrgico "por única vez" con la reparación de CAM es extremadamente atractiva para los padres (¡y para la mayoría de los pacientes!), especialmente para aquellos que viajan una gran distancia para recibir servicios. Es necesario un esfuerzo cooperativo entre la cirugía plástica pediátrica, la otología y la anestesia para lograr excelentes resultados en este procedimiento quirúrgico largo y complicado. Hasta la fecha, los resultados quirúrgicos y las tasas de complicaciones en la CAM son similares o mejores que otras formas de reparación de atresia y microtia. Esto hace que la reparación de CAM sea una buena opción para pacientes seleccionados correctamente.

Molde del canal auditivo

En la última visita posterior a la operación (aproximadamente tres semanas después de la cirugía del canal, o cuatro semanas después de la cirugía de CAM), se fabrica un molde personalizado del canal auditivo que se ajusta exactamente a la anatomía de cada paciente. Este molde está hecho de material que reduce la formación de cicatrices y promueve la curación. El molde se usa todas las noches para dormir durante cuatro meses después de la cirugía, con una gota de antibiótico colocada en el canal auditivo antes de insertar el molde.

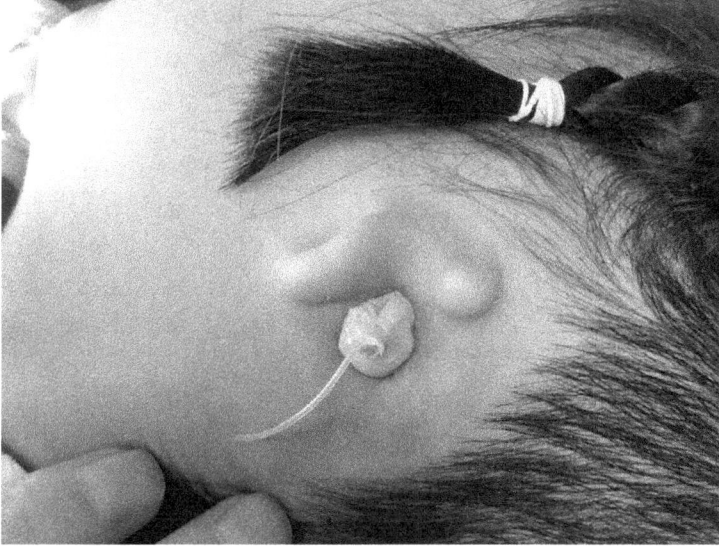

Se fabrica un molde azul personalizado para el canal auditivo del paciente en la consulta final postoperatoria. Normalmente, este molde se usa durante 4 meses después de la creación, para prevenir la estenosis del canal. Si la cirugía secundaria del oído externo se realiza después de la cirugía inicial del canal, también se debe hacer un nuevo molde del canal ~3 semanas después de la reconstrucción del oído externo, para usar durante otros 4 meses.

Al usar este molde en combinación con técnicas quirúrgicas exactas, hemos podido reducir la incidencia de estenosis después de la cirugía del canal y la MCA a menos del 2 % de los pacientes (en comparación con tasas de estenosis de aproximadamente 20-30 % en todo el mundo). El uso del molde es fundamental para el éxito a largo plazo de la reparación, y reduce la complicación más común en todo el mundo (estenosis) a un nivel bajo.

Complicaciones de la cirugía

Las complicaciones a corto y largo plazo ocurren en menos del 10 % de los pacientes. Estas complicaciones generalmente son tratables y requieren de una nueva operación en menos del 3 % de los pacientes.

La infección del implante de PPE es posible en el postoperatorio inmediato, pero esto ha ocurrido solo en dos pacientes al inicio de nuestra serie quirúrgica. Un cambio a un antibiótico intravenoso más fuerte administrado al inicio de la cirugía ha eliminado las infecciones por PPE en más de los últimos 175 pacientes. No se ha producido ningún caso de infección del canal auditivo.

En un sistema auditivo normal, el tímpano está en contacto directo con la cadena ósea del oído medio, lo que permite la transmisión directa de las vibraciones de sonido entrantes al oído interno y al cerebro. Sin embargo, el movimiento del tímpano lejos de los osículos (llamado lateralización) puede ocurrir tarde o temprano después de la cirugía. Por lo general, la presión en el oído medio, como la otitis media, ha sido la causante. En los últimos años, las técnicas quirúrgicas modificadas para asegurar el injerto de fascia utilizado para la reconstrucción de la membrana timpánica han reducido este problema a poco menos del 3 % de los pacientes. Si la pérdida de audición acompaña a la lateralización del tímpano, puede indicarse una cirugía de revisión.

La estenosis ha sido la complicación más grande y más común de la reparación de la atresia, y puede ocurrir en hasta el 30 % de los pacientes en todo el mundo. Al implementar enfoques quirúrgicos mínimamente traumáticos, la cobertura de injerto de piel del canal óseo, así como otras técnicas quirúrgicas únicas, hemos logrado reducir notablemente esta complicación. Desde el 2012, el agregado de un molde del canal auditivo hecho a medida tres a cuatro semanas después de la operación y durante cuatro meses solo durante el sueño (y suspendido posteriormente), ha reducido la estenosis del canal en nuestros pacientes a menos del 2 %.

Tratamiento

La pérdida auditiva neurosensorial (por ejemplo, daño al nervio auditivo) puede ocurrir con cualquier cirugía de oído, pero no se ha experimentado en nuestra serie de CAM. De manera similar, la lesión de los nervios faciales con parálisis o la parálisis resultante puede ocurrir por la reparación de la atresia. En todo el mundo, el riesgo de lesión del nervio facial es del 1-2 %. Hasta la fecha, mis pacientes con atresia no tienen casos de lesión permanente del nervio facial.

Al diseccionar el colgajo de tejido que se usa para cubrir el implante externo de PPE, se puede dañar una pequeña rama del nervio facial que controla los músculos que se usan para fruncir el ceño y levantar la ceja en ese lado de la cara. Esto es raro, pero puede ocurrir. Se tiene especial cuidado en la sala de operaciones para controlar el movimiento de la cara y evitar lesiones permanentes en el nervio.

También puede ocurrir una pérdida de injerto de piel en el canal auditivo o una cicatrización inadecuada del tímpano. El tejido mucoso entonces puede crecer y reaparecer en el canal auditivo, lo que puede crear un canal auditivo húmedo. La curación inadecuada o la falta de higiene del canal auditivo después de la cicatrización pueden permitir que la piel dañada se cure mal en el 2 % de los pacientes. En solo un pequeño porcentaje de pacientes es necesario volver a llevar a la superficie el canal auditivo con un nuevo injerto de piel y/o reparación del canal auditivo. La mayoría se puede manejar con preparaciones y tratamientos de aplicación tópica solamente, y no requieren revisión.

En esta figura, las tasas de complicaciones en todo el mundo basadas en artículos publicados se comparan con las tasas de complicaciones en nuestra serie de pacientes en Global Hearing (GHI).

COMPLICACIONES

	Mundial	GHI
Infección	2%	<1 %
Tímpano lateralizado	15-18 %	3%
Re-estenosis	20-30 %	2%
Pérdida de audición	2%	<1 %
Lesión en el nervio facial	2%	0%
Pérdida de injerto de piel	15%	2%

Una comparación de las tasas de complicaciones en todo el mundo en comparación con nuestros pacientes en Global Hearing (GHI).

Por supuesto, también pueden ocurrir complicaciones tardías. Estos pueden requerir de cirugía de revisión en algún momento de la vida de un niño. Las curvas de tasa de revisión con análisis predictivo estiman que aproximadamente el 10 % de los niños necesitarán una cirugía de revisión en algún momento de sus vidas. Esto puede deberse a una causa que dañaría un tímpano normal (por ejemplo, una infección del oído medio u onda que golpea la cabeza durante el surf) o una causa específica de la cirugía de reparación del canal (como la lateralización del tímpano o el desplazamiento del implante de PPE hacia abajo sobre la abertura del canal) entre otras menos frecuentes aún.

Limpieza del nuevo canal

Nuestra piel crea constantemente nuevas células y elimina células viejas. En el exterior del cuerpo, estas células simplemente se caen o se lavan con baños y duchas. En el oído, estas células pueden acumularse. La piel normal del canal auditivo crece desde el interior de la superficie del tímpano hacia el exterior del canal auditivo. El conducto auditivo normal es autolimpiable en la mayoría de nosotros. Cuando la piel se trasplanta de un sitio diferente a medida que la usamos en canaloplastia o en CAM, no migra como migra la piel normal. Como resultado, la piel se puede acumular en una oreja reconstruida, formando una capa escamosa en el canal y el tímpano. Esta acumulación puede bloquear la audición y darles a los gérmenes una forma de afianzarse y causar una infección.

Durante el primer año después de la cirugía, un médico local de nariz, garganta y oído deberá limpiar el oído con un microscopio (también llamado otorrinolaringólogo) de dos a cuatro veces. Una vez que la oreja está completamente curada, los intervalos de limpieza se hacen menos frecuentes y llegan a una o dos veces al año durante el resto de la vida del paciente.

Cómo preparar a su hijo para la cirugía

Cuando se trata de recuperarse de una cirugía, los niños son mucho más resistentes de lo que la mayoría de las personas piensan. La mayoría de las veces, ¡es más difícil para los padres que para los niños!

He descubierto que es importante comunicarse con los niños acerca de la cirugía que se aproxima. Si bien no se requiere información detallada, responder a las preguntas de lo que sentirán y verán antes, durante, y después de la cirugía satisface el carácter naturalmente curioso de un niño.

Aquí hay algunos consejos útiles de comunicación que he aprendido a lo largo de los años:

Consejos generales de comunicación antes y después de la cirugía

- Dar información a los niños en niveles apropiados para su edad. Por ejemplo, un niño de tres años está satisfecho con una breve descripción como: "Vamos a California, y el Dr. Roberson hará que tu oreja pequeña se vea y escuche igual que tu otra oreja"; evite dar demasiados detalles técnicos. Los niños mayores pueden necesitar explicaciones más detalladas. Usted conoce a su hijo y puede juzgar cuánto compartir y cómo compartirlo.

- Responda cualquier pregunta con hechos breves y apropiados para su edad. Esta actitud abierta es una buena manera de reducir la preocupación de un niño en la mayoría de las situaciones.

- Evite ser reservado. Ocultar cosas puede causar ansiedad y desconfianza cuando su hijo, inevitablemente, se da cuenta de que usted no ha sido completamente honesto.

- Su hijo no sentirá mucho dolor, si es que lo siente, justo después de la cirugía. Esto se debe al uso de una inyección de una solución para adormecer similar a la que usa un dentista. Este medicamento se inyecta antes de que el niño se despierte de la cirugía. Más tarde, la noche de la cirugía, el oído dolerá levemente y este dolor se puede controlar con analgésicos orales. No hay inyecciones el día de la cirugía. Cuando su hijo entra en la sala de operaciones, no le duele nada.

- Aproximadamente la mitad de los niños usan medicamentos para el dolor la primera noche después de la cirugía, y después no los usan ya. El resto de los pacientes se benefician del alivio del dolor al día siguiente de la cirugía. Menos del 5 % de los pacientes usan algún medicamento para el dolor posteriormente.

- Su hijo puede leer su nivel de ansiedad o preocupación. Mostrarse seguro y relajado es muy importante para los niños a medida que se acerca la cirugía. Hable con su cónyuge u otros adultos acerca de su ansiedad y temor, y manténgase fuerte y gentilmente confiado frente a su hijo.

Conversación de muestra con un niño pequeño

"Mamá y/o papá estarán allí contigo hasta que vayas a la sala de operaciones para ir a dormir. El Dr. Roberson estará contigo en la sala de operaciones para cuidarte mientras duermes. Estaremos allí contigo cuando despiertes".

[Nota: proporcionamos un medicamento que sedará a los niños y les quitará la memoria de los 30 minutos previos a la cirugía, por lo que generalmente no recordarán esa parte del día].

Compartir detalles sobre el día de la cirugía

- Su hijo se irá a dormir respirando con una máscara similar a la de un astronauta o piloto de avión.

- Cuando su hijo se despierte, habrá una envoltura alrededor de la oreja y la cabeza. Esto debe permanecer en su lugar por un corto tiempo para mantenerlos seguros.

Consejos para el día después de la cirugía

- La recuperación ocurre rápidamente durante los primeros días después de la cirugía. Por lo general, los padres se sorprenden de la rapidez con que los niños se recuperan y comienzan a actuar normalmente. La mayor parte del tiempo que pase en California puede ser un momento maravilloso para la familia.

- Combine su viaje a California con una recompensa. Los ejemplos pueden incluir un viaje a lugares cercanos, como Yosemite, San Francisco o Disneylandia. La emoción de la próxima aventura enfocará a su hijo (y a usted) más allá de la cirugía. Viajar en automóvil es fácil, y nuestros pacientes disfrutan de los muchos lugares maravillosos que pueden visitar en este estado. También es un momento de unión para usted y su hijo, que puede ser un momento y un recuerdo maravillosos.

- Conserve una foto y/o un diario impreso de la recuperación de su hijo. Con esto, puede mirar hacia atrás y apreciar su viaje. El recordatorio también es bueno para los niños a medida que se recuperan y crecen; sabrán cuánto se sacrificó para darles el don de escuchar. He visto crecer esta apreciación a lo largo de la vida de los pacientes, especialmente cuando tienen sus propios hijos. La experiencia de ser padres también les da una nueva comprensión de cuánto hizo usted por ellos en un momento delicado.

El esfuerzo que pone para encontrar la mejor solución para este desafío es un acto de amor, y uno por el que merece crédito.

Dispositivos auditivos

Los pacientes que no son candidatos a una cirugía de creación de un canal auditivo, o aquellos a los que se les ha creado un canal auditivo pero necesitan más audición son tratados con un método alternativo para suministrar sonido al nervio auditivo. Nuestro objetivo es proporcionarle audición a cada oído. Una vez que el sonido ingresa al oído interno del oído afectado, la señal eléctrica pasa a lo largo del nervio auditivo y entra al cerebro, tal como lo hace en un oído normal.

Afortunadamente, se encuentran disponibles una variedad de dispositivos para lograr este objetivo. En esta sección, describo las ventajas y desventajas importantes de los dispositivos que utiliza Global Hearing, y cómo funciona cada uno. Seleccionar el dispositivo correcto es una decisión compleja y su otólogo debe participar. Con frecuencia, más de una opción es posible. Esta sección está diseñada para incrementar, *y no para reemplazar,* las discusiones con su equipo de profesionales médicos acerca de la mejor opción u opciones para su hijo.

Siempre se están desarrollando rápidamente nuevos dispositivos, y es probable que haya mejores dispositivos disponibles durante la larga y maravillosa vida de su hijo. Diferentes dispositivos están disponibles en diferentes lugares del mundo. La tecnología que ahora es la mejor no siempre lo será en el futuro, así que trate de no tomar decisiones que hagan que sea imposible probar otras opciones maravillosas más adelante. Es importante elegir la tecnología de una empresa estable que pueda existir durante toda la vida de su hijo.

Adopte una filosofía de "no quemar puentes" cuando se necesita y se selecciona un dispositivo auditivo. En otras palabras, evite cualquier dispositivo que destruya la posibilidad de utilizar otros dispositivos en el futuro.

Cómo funcionan los dispositivos auditivos

Los dispositivos auditivos funcionan en una de estas tres maneras:

- Conducción ósea
- Conducción de aire
- Estimulación directa

Dispositivos de conducción ósea

Los dispositivos de conducción ósea involucran procesadores externos con un micrófono y porciones implantadas conectadas al hueso del cráneo. Convierten el sonido en una vibración y transmiten esa vibración al hueso del cráneo a través de la parte implantada. La vibración ósea que ocurre en cualquier parte del cráneo se desplaza a los nervios cocleares y auditivos de *ambos* oídos, donde produce una señal eléctrica.

La transmisión del sonido al hueso del cráneo se produce mediante uno de estos tres métodos:

1. Contacto directo del dispositivo vibrador con un soporte implantado quirúrgicamente.
2. Al acoplar el dispositivo externo a un imán implantado quirúrgicamente con la piel intacta en medio.
3. Al presionar el dispositivo externo contra la piel del cráneo con una banda elástica sin una porción implantada.

Dispositivos de conducción de aire

Los dispositivos de conducción de aire son los audífonos estándar que usan muchas personas con pérdida de audición. Estos dispositivos deben programarse de una manera ligeramente diferente para los niños con CAAM, pero son el mismo tipo de dispositivos que usan muchas personas mayores con pérdida auditiva nerviosa (o neurosensorial), que mencioné anteriormente en este libro.

Los dispositivos auditivos de conducción de aire reciben un sonido ambiental, lo procesan electrónicamente y lo aumentan de forma personalizada para cada paciente. Un pequeño altavoz en el canal auditivo luego libera el sonido procesado en el canal auditivo a un volumen más alto que cuando se recibió. Cada sonido se personaliza para cada paciente, de forma similar a un ecualizador estéreo que hace que los sonidos sean más suaves y más fuertes, según lo que el oyente encuentre agradable y funcional.

Debe haber un canal auditivo para usar dispositivos de conducción de aire. Cuando las anomalías en los huesos del oído medio evitan que el sonido mejore a un nivel normal después de la cirugía del canal, los dispositivos auditivos de conducción de aire pueden llevar el sonido a un nivel normal.

Dispositivos de estimulación directa

Los dispositivos de estimulación directa son dispositivos auditivos implantados quirúrgicamente que aplican una conexión de vibración directa a las estructuras del oído medio o interno, lo que deriva en la transmisión de sonido específicamente al oído en el que se implantan quirúrgicamente. En los dispositivos actuales, un altavoz externo capta el sonido y lo procesa electrónicamente. La señal se transmite a través de la piel al dispositivo implantado interno, que recibe, decodifica y aplica una señal eléctrica a un accesorio vibrante en los huesos del oído medio o el oído interno. Estos dispositivos estimulan sólo al oído implantado.

Dispositivos auditivos de conducción ósea

Coclear BAHA Connect

Fabricado por Cochlear Corporation de Australia, BAHA significa Audífono de anclaje óseo. Este producto fue el primero en comercializarse y lo introdujo en 1999 ENTific de Suecia, que luego fue comprado por Cochlear Australia en el 2005. Se ha utilizado durante unas tres décadas.

El dispositivo incluye un tornillo de titanio implantado quirúrgicamente, que se coloca quirúrgicamente en el hueso del cráneo por encima y detrás de la oreja. Adherido al dispositivo de titanio implantado hay un soporte que atraviesa la piel y está oculto por el cabello. Tiene unos pocos milímetros de diámetro y se extiende más allá de la piel unos pocos milímetros. El procesador externo encaja en el soporte y puede colocarse y retirarse fácilmente para dormir o cuando esté en contacto con el agua, lo que provoca daños. Con el procesador externo conectado y completamente operativo, el dispositivo se extiende desde la superficie de la piel detrás de la oreja aproximadamente 20 milímetros.

Ponto de Oticon

Ponto es un dispositivo casi idéntico fabricado por primera vez por Oticon en el 2006, y es una alternativa al BAHA Connect. Incluye un componente implantado similar al que está conectado el procesador externo. Tanto el BAHA como el Ponto transmiten vibraciones de sonido al hueso del cráneo, que viaja a ambos oídos internos como se describe anteriormente. Estos dos dispositivos compiten en cuanto a calidad de sonido y características adicionales.

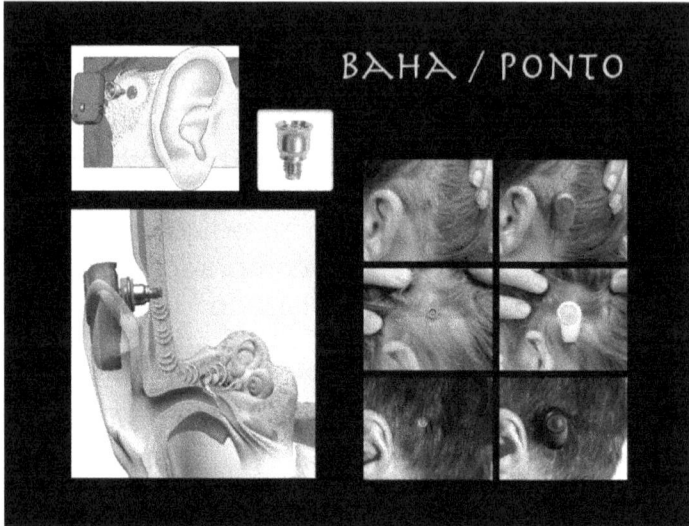

Estas imágenes muestran ejemplos de BAHA Connect o Ponto de Oticon, que incluye un tornillo de titanio implantado quirúrgicamente que interactúa con el procesador externo.

Soft Band (BAHA o Ponto)

En los dispositivos soft band, el sonido se transmite al oído interno al colocar el procesador idéntico usado en la versión implantable del dispositivo en una banda elástica en su lugar. La cinta para la cabeza sujeta el procesador a la cabeza. El dispositivo puede estimular la audición sin un procedimiento quirúrgico y puede colocarse el mismo día que se atiende a un paciente.

Los pacientes jóvenes y los pacientes que no desean someterse a un procedimiento quirúrgico utilizan con frecuencia este dispositivo. Otros lo usan mientras esperan para someterse a otros tipos de tratamiento. Los pacientes con CAAM bilateral deben colocarse este dispositivo en los primeros meses después del nacimiento. (Consulte las condiciones especiales a continuación).

Cochlear BAHA Attract

Este dispositivo más nuevo (2013) acopla la vibración entre la parte implantada y un procesador externo mediante la atracción de dos imanes. No hay nada que atraviese la piel. El dispositivo se mantiene en su lugar en el cuero cabelludo mediante atracción magnética. El procesador externo es el mismo que el de BAHA Connect pero se proyecta más allá del cuero cabelludo debido al imán.

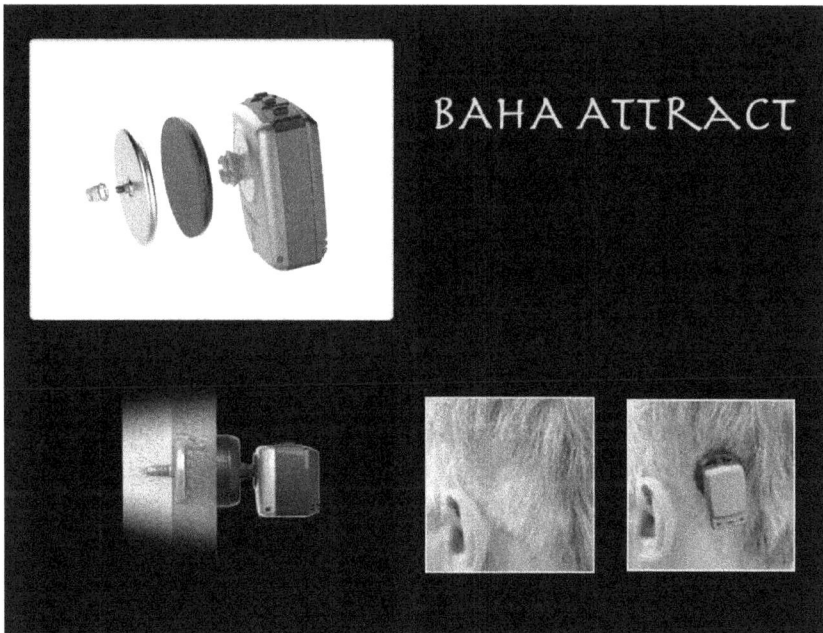

Una imagen del BAHA Attract, que incluye un imán implantado quirúrgicamente que permite que el procesador externo se sostenga por atracción magnética.

BoneBridge de MedEl

MedEl Corporation of Austria introdujo por primera vez un dispositivo auditivo de conducción ósea en el 2013, que implanta el componente productor de vibraciones debajo de la piel. (Los dispositivos anteriores dejan la parte que produce vibraciones fuera del cuerpo). No hay nada que atraviese la piel.

Un imán mantiene un procesador externo colocado en su lugar, que incluye el micrófono, la batería y el software. El dispositivo externo transmite el sonido a través de la piel al dispositivo interno. La parte vibrante del dispositivo tiene un grosor de 9 mm y puede ser difícil de colocar en niños pequeños, ya que el grosor de su cráneo es inferior a 5 mm a los cinco años de edad. Mientras que algunos cirujanos mueven el dispositivo hacia el hueso más grueso del cráneo inferior, llamado mastoide, esta colocación puede interferir con la colocación del implante de reparación de microtia (ya sea cartílago o PPE). Como tal, es mejor reservar este dispositivo para adultos. El dispositivo no está aprobado por la FDA y, por lo tanto, no está disponible en los Estados Unidos.

Dispositivos auditivos de conducción de aire

Múltiples fabricantes producen audífonos de conducción de aire. El mercado mundial representa cerca de los 7 mil millones de dólares estadounidenses. Se ajustan al canal auditivo con moldes personalizados y no requieren de cirugía. Existen variedad de formas para su colocación en el canal, en el oído o detrás del oído. Se utilizan cuando están despiertos y deben ser retirados en un ambiente húmedo. Se requieren baterías cada pocos días para proporcionarles energía.

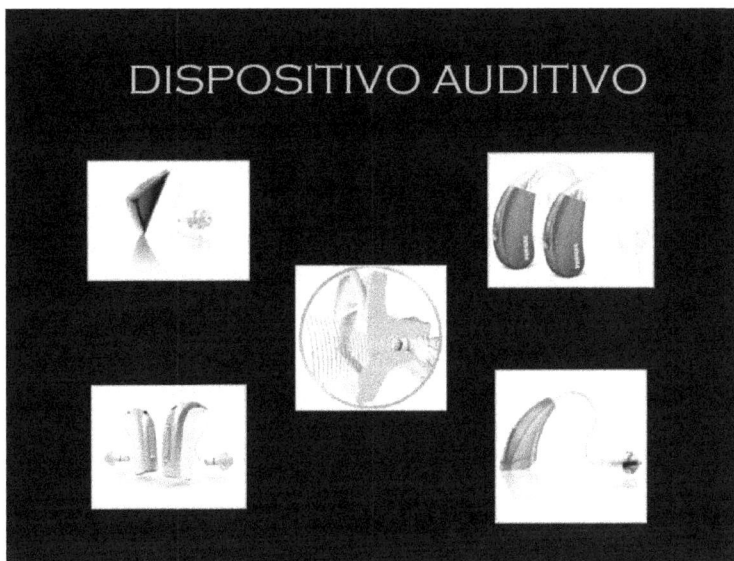

Ejemplos de audífonos de conducción de aire, que pueden amplificar el sonido entrante en presencia de un canal auditivo y aumentar los niveles de audición.

Existen muchas opciones de audífonos, y el audiólogo especializado en accesorios para audífonos determina el dispositivo más adecuado para cada paciente. Para los niños, los audiólogos pediátricos son la mejor opción para buscar asesoramiento.

En algunas variedades, el dispositivo se mantiene en su lugar en el oído externo. Con los implantes de injerto de cartílago, el surco detrás de la oreja generalmente no está presente, y estos dispositivos deben sujetarse con cinta de doble cara. En pacientes con implantes de PPE, el dispositivo no debe presionar la piel que recubre el implante, ya que puede provocar lesiones cutáneas y problemas en el implante de PPE. Ambas precauciones se manejan fácilmente con algunos consejos de su audiólogo.

Dispositivos de estimulación directa

Vibrant SoundBridge de MedEl

MedEl ofrece otro dispositivo para la restauración de la audición a un pequeño número de pacientes. La porción implantada está situada debajo de la piel por encima y detrás de la oreja. Un procesador externo capta el sonido y lo lleva al dispositivo interno. Los dos se mantienen unidos por atracción magnética. Ninguna parte del dispositivo atraviesa la piel.

El implante interno detrás de la oreja está conectado mediante un cable delgado a un componente vibrante adicional aproximadamente el doble del tamaño de un grano de arroz. Este componente, llamado transductor de masa flotante, puede colocarse quirúrgicamente en el oído medio y unirse a un hueso del oído medio, o a una parte del oído donde se transmite el sonido.[10] Las vibraciones generadas por el transductor se transmiten directamente a través del sistema auditivo y hacia el cerebro.

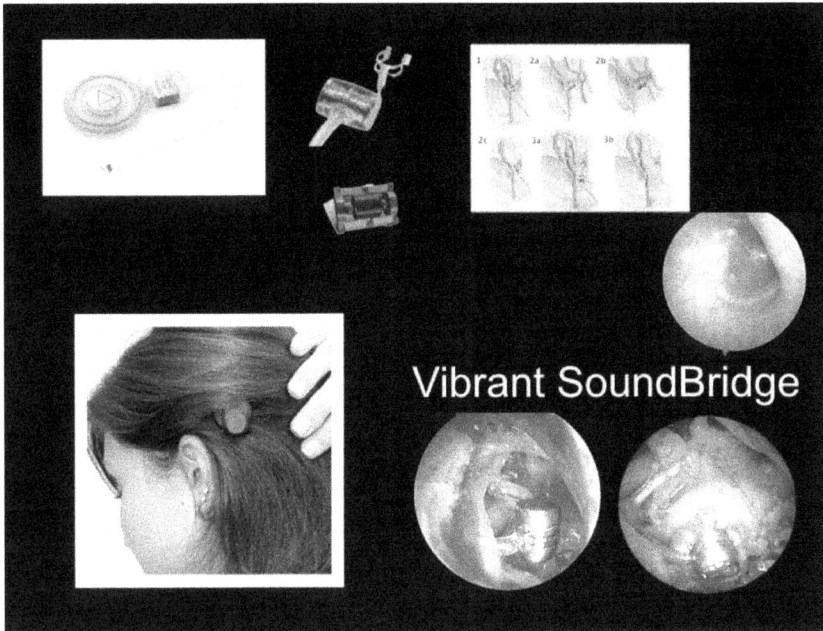

Imágenes del dispositivo implantable Vibrant SoundBridge de MedEl.

Como nota interesante, el inventor del dispositivo Vibrant SoundBridge tiene pérdida de audición y él mismo recibió la implantación con este dispositivo. Las imágenes que ve en la parte inferior derecha son fotos reales de su dispositivo cuando se colocó quirúrgicamente. Él y yo trabajamos juntos cuando me estaba capacitando en la Universidad de Stanford, en el centro de investigación de audición donde inventó este dispositivo por primera vez. Años más tarde, le realicé la cirugía, y en ese momento se tomaron estas imágenes.

Desventajas de los audífonos de conducción ósea (BCHA)

La estimulación con un audífono de conducción ósea (BAHA, Ponto, Sophono, BoneBridge) estimula ambos oídos internos con la misma señal. Dado que el cerebro necesita dos flujos de datos separados para localizar los sonidos, un audífono de conducción ósea no proporciona la información necesaria para que el cerebro realice esta función. Los audífonos de conducción ósea no permiten que los pacientes localicen el sonido, incluso si utiliza dos.

Del mismo modo, dado que el cerebro necesita dos flujos de datos del oído para escuchar normalmente cuando hay ruido de fondo, y como los BCHA no lo proporcionan, no es ideal escuchar con los BCHA cuando hay ruido de fondo. Los BCHA son más útiles en situaciones de ruido bajo a moderado. Hemos visto muchas veces que los niños con CAAM unilateral que usan un BCHA se retiran voluntariamente estos dispositivos en situaciones de ruido moderado a alto. La razón es que el oído bueno, el que no tiene CAAM, recibe el sonido del canal auditivo normal, del mecanismo auditivo Y del BCHA. Cuando los entornos de sonido se hacen más fuertes, los dos sonidos juntos son confusos, y los pacientes escuchan solo con el oído normal.

La calidad del sonido de los dispositivos de conducción ósea implantados también es algo sintética. Los pacientes describen el sonido como robótico o similar a una máquina, con un componente de alta frecuencia superior a lo normal. Sin embargo, el sonido es funcional y útil tanto para la comprensión como para el desarrollo del habla.

Si un dispositivo de conducción ósea es la mejor opción para usted o su hijo, debe tener claro que la cirugía de revisión será necesaria en casi el 100 % de los pacientes pediátricos. Los cirujanos que recomiendan estos dispositivos rara vez comparten esto. Dos fuentes causan la necesidad de revisión:

- Infección y/o desplazamiento del dispositivo. En los dispositivos BCHA con un componente que atraviesa la piel (como BAHA Connect o Ponto de Oticon), la infección local de la piel ocurre un promedio de 2 o 3 veces por año. Generalmente, son fáciles de tratar con una limpieza suave y medicamentos tópicos, pero pueden requerir revisión.

- La extrusión de dispositivos auditivos de conducción ósea implantables ocurre en el 8 % de los pacientes. Esto significa que la parte insertada del dispositivo se saldrá.

- A medida que un niño crece, tanto la piel del cuero cabelludo como el grosor del cráneo aumentan significativamente. (Por ejemplo, los niños que tienen alrededor de cinco años tienen un grosor de la piel del cráneo de 4-5 mm y los adultos tienen un grosor de la piel del cráneo de 12-17 mm). Debido a estos cambios, hay casi un 100 % de probabilidad de que una parte del implante deba cambiarse cuando un niño se convierta en adulto.

El costo de los BCHA implantables puede ser menor que la cirugía al principio para un conducto auditivo. A largo plazo, el costo de los dispositivos implantables es significativamente mayor. Los procesadores externos se reemplazan en promedio cada cuatro a cinco años de por vida, y cada reemplazo cuesta de $5.000 a 7.000 dólares estadounidenses. La cirugía de revisión es inevitable y también agregará una carga financiera.

A los pacientes con CAAM bilateral se les debe colocar audífonos de conducción ósea en una banda para la cabeza dentro de los primeros meses después del nacimiento. No se requiere de cirugía para colocar un dispositivo soft band y esto puede realizarse en un solo día en centros calificados. El sonido de un audífono de conducción ósea con banda de sujeción no es tan bueno como la variedad implantada, pero es lo suficientemente cercano al sonido normal para permitir la estimulación del sistema auditivo y el desarrollo del habla. Puede usarse el BCHA superficial hasta que se determine el mejor tratamiento para la CAAM en dos o tres años. Sin utilizar este dispositivo de manera temprana y frecuente, se producirán graves efectos en el lenguaje y la formación de palabras.

Muchos pacientes usan un BCHA en una banda para la cabeza durante los primeros tres años antes de que se realice la cirugía para la creación de un canal auditivo. Este enfoque maximiza los primeros tres años de desarrollo del habla.

Algunos padres también optan por utilizar un BCHA en una banda para la cabeza cuando la CAAM es de un solo lado. Sin lugar a dudas, el sonido del dispositivo de superficie estimula la vía del cerebro y el oído interno de la CAAM. Si bien creemos que esto será beneficioso, no existen datos suficientes en este momento para recomendarles esta estrategia a todos los pacientes. Sin embargo, sí sabemos que un BCHA en una banda para la cabeza debe aplicarse de forma temprana (preferiblemente entre los seis y ocho meses de edad) o el niño no lo aceptará. ¡Los niños de dos o tres años simplemente se quitan el dispositivo cada vez que su padre intenta ponérselo! Por el contrario, si los niños usan dispositivos desde una edad temprana, los aceptan como parte de su vida cotidiana.

Opciones de reparación de microtia

Actualmente, existen dos métodos principales de reconstrucción quirúrgica del oído externo, que se detallan a continuación: reparación del injerto de cartílago y reparación con PPE. La elección de la técnica para reconstruir la malformación del oído externo afecta el momento de la reparación de la atresia si su hijo es candidato para una cirugía del canal auditivo. La cirugía del canal auditivo es posterior a la reparación con injerto de cartílago. La cirugía del canal auditivo ocurre antes o al mismo tiempo que la reparación con PPE. La consulta con un experto en cirugía plástica es una parte importante y necesaria de la planificación del tratamiento. Su decisión debe tomarse en el momento en que se analice la tomografía computarizada a los 2 años y medio de edad.

Los cirujanos plásticos generalmente aplican solo una técnica, y pueden notar con bastante seguridad qué método es el mejor. Es posible que reciba información contradictoria si habla con diferentes cirujanos plásticos, especialmente si utilizan diferentes técnicas. He intentado darle algunas ventajas y desventajas de las diferentes técnicas que aparecen a continuación y ayudarlo a saber qué cosas preguntarle al cirujano plástico que elija. Estamos disponibles para ayudarlo a revisar las diferentes recomendaciones de diferentes cirujanos en caso de que se sienta frustrado o confundido.

Le aconsejo que pregunte cuántas reparaciones quirúrgicas ha realizado un cirujano plástico cuando realice una consulta. Se necesita haber tenido muchos casos para ser bueno en la reparación de la microtia. Debe tratar de evitar un resultado desastroso de los cirujanos inexpertos que operen a su hijo con buenas intenciones.

Tenga en cuenta que un alto porcentaje de cirujanos plásticos sabe poco acerca de la audición o de la importancia que tiene la restauración auditiva temprana para el habla y el desarrollo del lenguaje y el cerebro. (Eso es comprensible, ya que la pérdida de audición no es un tema de educación en programas de capacitación en cirugía plástica). En consecuencia, su cirujano plástico puede no tener en cuenta este aspecto de la función y el futuro de su hijo cuando recomiende el tratamiento. Algunos cirujanos plásticos han sido educados sobre el efecto de la discapacidad auditiva en sus pacientes, y hacen un buen trabajo al considerarlos en la planificación del tratamiento. En mi experiencia, es mejor consultar a su otólogo sobre cualquier consejo que reciba de un cirujano plástico sobre audición.

La porción malformada de la oreja externa a veces se denomina pinna. Existen tres opciones para realizar las reconstrucciones:

- Prótesis externa
- Implante de injerto de cartílago
- Implante de polietileno poroso (PPE) (MEDPOR™, Supor™)

Las diferencias entre las técnicas se describen brevemente a continuación. Debe seleccionar un método de reconstrucción del oído externo antes de poder hacer el plan final para la audición.

Comparación de las opciones de reconstrucción del oído externo

	Cuándo comienza el procedimiento del oído externo	Número de cirugías requeridas	Tipo de cirujano necesario para el procedimiento del oído externo	Cuándo puede realizarse la cirugía del canal auditivo
Prótesis externa	A cualquier edad	Ninguna	Especialistas en prótesis	Antes o después de su colocación. Se puede hacer una prótesis externa para que se ajuste alrededor del canal auditivo.
Implante de injerto de cartílago	Cinco o seis años	De tres a cuatro	Cirujano plástico	Después (una vez completada la serie externa de tres a cuatro cirugías de oído)
Implante de PPE	Tres años	Una	Cirujano plástico	Antes o al mismo tiempo

A nivel mundial, el injerto de cartílago se practica más comúnmente que otras técnicas. La reparación del injerto de cartílago ha existido desde la década de 1960, y más cirujanos están familiarizados con ella. En la última década, sin embargo, ha habido un cambio en el método tradicional de reparación de microtia en centros de excelencia como el nuestro. Más padres seleccionan la implantación de PPE que la implantación de injerto de cartílago en nuestros pacientes. Pocos pacientes usan una prótesis externa, a menos que no sean candidatos para la reconstrucción quirúrgica. Los ejemplos en los que las prótesis son una buena opción incluyen la falta de orejas, orejas quemadas u orejas que carecen de los tejidos necesarios para realizar una reconstrucción exitosa (según lo determine un cirujano plástico).

Casi siempre, se requieren diferentes cirujanos para realizar la reparación de atresia y microtia en cada paciente. Para obtener los mejores resultados, se necesita una perfecta coordinación y comunicación entre estos equipos. Sin esto, un cirujano puede hacer que el trabajo de otro cirujano sea difícil o imposible. Por ejemplo, si la cirugía de mandíbula se realiza antes de la cirugía de microtia, y la arteria necesaria para la reconstrucción del oído externo está dañada, la implantación del PPE puede ser difícil o imposible, y puede ser necesario utilizar una técnica diferente.

Yo trabajo con cirujanos que usan cada una de las técnicas. Con frecuencia, los padres me piden mi opinión objetiva de las tres técnicas. Al describir cada una, y al enumerar las principales ventajas y desventajas de cada una, espero poder ayudarlo a seleccionar su mejor opción.

Prótesis externa

¿Qué es?

Un modelo de oreja externa puede estar hecho de plástico gomoso. Es extremadamente realista y puede coincidir con un oído existente de forma casi idéntica. Para tener una idea de la tecnología, imagine una película de Hollywood donde se crean disfraces y efectos sorprendentes.

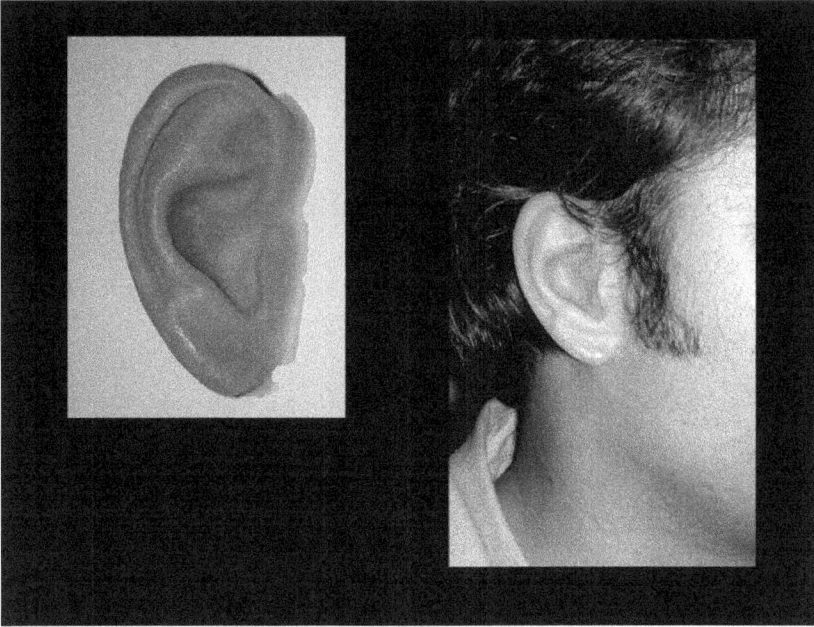

Un ejemplo de una prótesis de oreja externa, fijada en posición mediante pegamento.

¿Cómo se usa?

Los usuarios usan la prótesis en el día y se la quitan por la noche. El dispositivo permanece en su lugar sobre la oreja de microtia existente o alrededor de un canal auditivo creado. Se utilizan dos métodos para asegurar la prótesis. El pegamento es el método más común. Alternativamente, se pueden usar imanes para sostener la prótesis externa en la ubicación correcta. Los imanes requieren de un procedimiento quirúrgico para colocarlos. Después de la cicatrización, la prótesis externa se crea con los imanes correspondientes para mantenerla en posición.

Ventajas

- Puede proporcionar reconstrucción cuando las opciones quirúrgicas no son posibles
- Proporcionar una reconstrucción más realista y vívida

Desventajas

- Puede caerse durante el uso y exponer la malformación subyacente del oído
- Las aplicaciones diarias pueden llevar mucho tiempo y ser difíciles
- Los tonos de piel naturales cambian con las estaciones cálidas y frías, por lo que generalmente se necesitan al menos dos tonos bronceadores diferentes.
- Debido al desgaste, daño o pérdida, se necesitarán múltiples prótesis durante la vida del paciente

Injerto de cartílago

En la cirugía de injerto de cartílago, se extrae una porción de cartílago de la pared torácica para construir una forma de oreja. Esta forma luego se implanta debajo de la piel existente de la oreja de microtia después de la extracción del tejido del cartílago mal formado. Se pueden construir una o dos orejas utilizando la técnica de injerto de cartílago. Se usa un cartílago suficiente de un lado del tórax anterior para cada oreja.

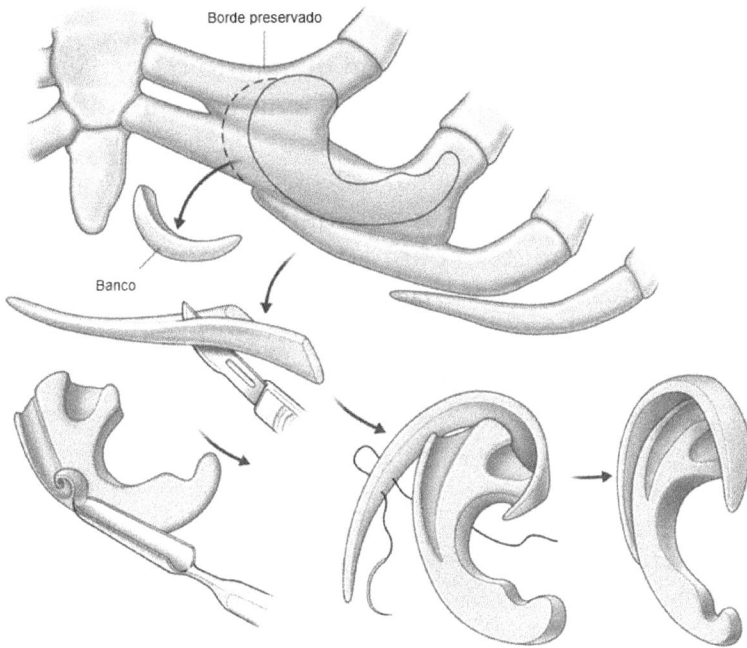

Para la reconstrucción del oído externo del injerto de cartílago, el cartílago de la costilla se extrae de la pared torácica anterior y se utiliza para crear un soporte personalizado para la implantación debajo de la piel.

Los niños deben tener al menos cinco o seis años de edad, o incluso ser mayores si tienen cuerpos pequeños, para que haya suficiente cartílago presente como para construir una oreja. Se realizan tres o cuatro etapas de reconstrucción, cada una con su propia cirugía.

1. El primero es la extracción del cartílago y la creación e implantación de la forma de la oreja.
2. El lóbulo de la oreja (que suele ser relativamente normal pero está en la posición incorrecta en una microtia) se

mueve a la posición correcta después de que el implante de cartílago cicatrice.

3. La oreja se levanta con un injerto de piel detrás del cartílago para ayudar a que el oído sobresalga de la cabeza y coincida con el lado opuesto.

4. Algunos cirujanos agregan una cuarta reconstrucción para agregar un tragus, que es una pequeña pieza de cartílago que normalmente se encuentra frente al canal auditivo. Algunos cirujanos realizan este paso durante la tercera cirugía.

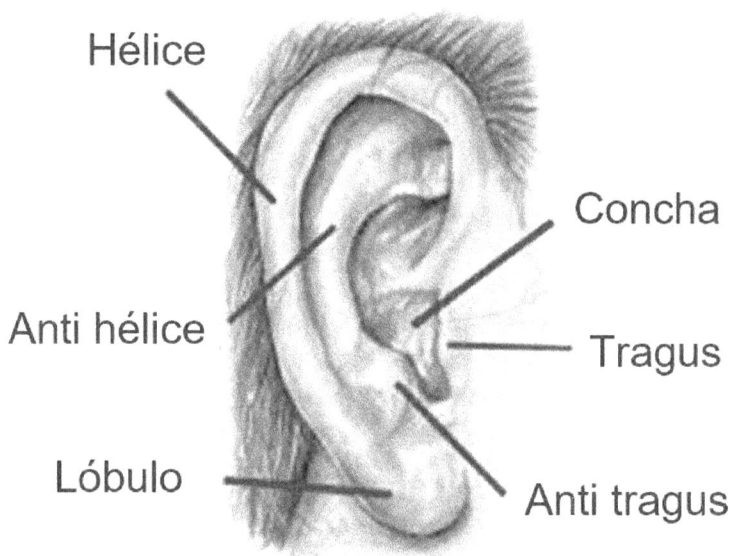

Un diagrama de los hitos anatómicos normales del oído externo.

La reconstrucción del canal auditivo debe realizarse después de la cirugía de injerto de cartílago para que la técnica de injerto de cartílago sane adecuadamente.

(Consulte la Cirugía de reparación de atresia a continuación).

Cada etapa requiere de curación antes de que se pueda realizar la siguiente cirugía. En promedio, los pacientes de Global Hearing que eligen cirugía de injerto de cartílago promedian entre 3 o 6 cirugías antes de que se creé un canal auditivo. Nuestra edad promedio para la creación de canal auditivo con reparación de microtia de injerto de cartílago es de 11,6 años.

Como conoce el período crítico de la sección de desarrollo que aparece anteriormente, 11,6 años está más allá del período de desarrollo normal de partes importantes de la audición, como el habla y el lenguaje. Si se selecciona la reparación de la microtia del injerto de cartílago, es importante estimular la reconstrucción del oído con un dispositivo auditivo de conducción ósea (la descripción de esta tecnología se encuentra a continuación) hasta que se reconstruya el canal auditivo.

Ventajas

- Como el cartílago es de nuestro propio tejido, la reacción al material es mínima. Esta técnica evita el uso de materiales extraños en el cuerpo. El nuevo oído es efectivamente un trasplante del propio tejido del paciente, y existe poco riesgo de que el cuerpo no lo acepte o no sane bien.

- La tasa de exposición al implante, en otras palabras, cuando el implante sobresale a través de la piel y es necesario realizar otra cirugía para la extracción y el reemplazo, es del 1 % para los pacientes.

- Es más resistente a las lesiones traumáticas que el PPE. Ambas técnicas pueden sufrir lesiones, que pueden requerir cirugía de revisión.

- La cirugía de injerto de cartílago no limita las actividades de un paciente.

- El oído reconstruido tiene una mejor sensación en el oído y la piel circundante. Debido a que el injerto de cartílago no requiere la disección del tejido debajo del cuero cabelludo, no existe el riesgo de pérdida de cabello o adelgazamiento del cuero cabelludo.

- Es raro tener que reemplazar un implante de injerto de cartílago.

- La infección alrededor de la cirugía aparece en menos del 1 % de los casos.

Desventajas

- Debido al extenso programa de cirugía de injerto de cartílago, la reconstrucción del oído externo no se realiza hasta después de la edad en que otros niños con frecuencia se burlan de los demás por su aspecto físico.

- Los procedimientos quirúrgicos múltiples son difíciles y pueden ser psicológicamente difíciles para los niños hasta los primeros años de la adolescencia.

- Las cicatrices y el dolor son un impacto de la extracción de cartílago de la pared torácica.

- Dado que la cirugía de microtia de injerto de cartílago debe completarse antes de la cirugía del canal auditivo, la audición no se restaura hasta después de los diez años de edad, cuando el período crítico de la audición y el habla ya ha pasado. Hemos visto una diferencia, especialmente en la audición en lugares con ruido, en pacientes a los que se les ha restaurado la audición tardíamente. Estos pacientes se quedan con deficiencias auditivas permanentes y funcionales. Es posible minimizar, pero no aliviar, dichos efectos usando un audífono de conducción ósea hasta que se restablezca la audición.

- En comparación con el PPE, un injerto de cartílago tiene un aspecto menos normal. Esto se debe principalmente a que las orejas hechas con injerto de cartílago generalmente están situadas contra la cabeza y no se proyectan como una oreja normal. Desde el costado, pueden ser naturales. Desde el frente o desde cualquier otro ángulo, es claramente anormal.

Microtia atresia y su hijo

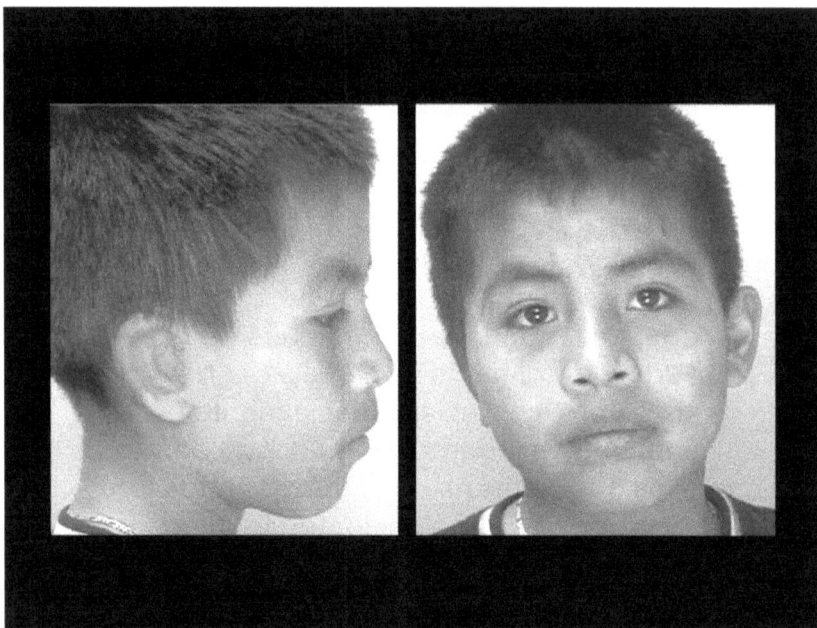

Un ejemplo de un paciente con CAAM unilateral derecha después de la reconstrucción del oído externo con injerto de cartílago. Tenga en cuenta la falta de proyección natural lejos de la cabeza, en comparación con la oreja izquierda normal.

- La tasa de estrechamiento del canal auditivo después de la cirugía del canal auditivo (llamada estenosis y descrita a continuación en la sección sobre reparación del conducto auditivo) es mayor con el injerto de cartílago en comparación con la implantación de EPP.

- El cartílago puede reabsorberse con el tiempo, haciendo que el implante disminuya de tamaño o se deforme

Implantación de polietileno poroso (PPE)

La reconstrucción quirúrgica se realiza con un material hecho por el hombre diseñado para la implantación. El material está construido con un diseño poroso, por lo que los vasos sanguíneos y el tejido crecen en él a medida que sana. El material está hecho por al menos dos compañías y viene en dos piezas. Las piezas se sueldan entre sí en la sala de operaciones para crear una oreja con la forma y el tamaño deseados. El implante de PPE se coloca en la posición deseada.

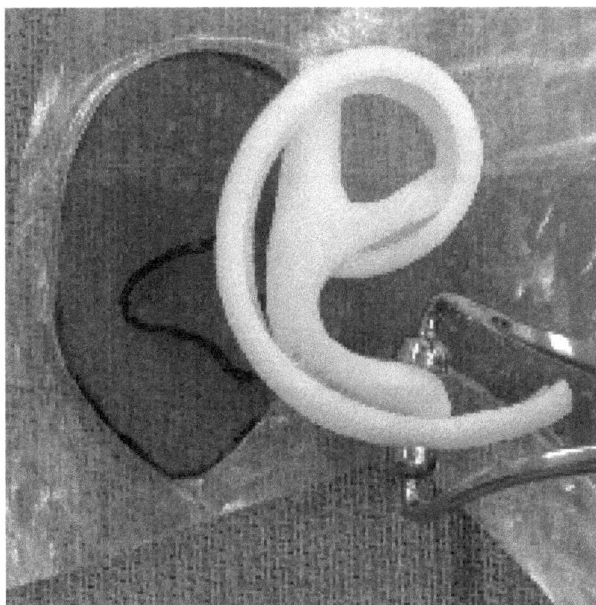

El implante de oreja de PPE en construcción, dimensionado para una plantilla dibujada para que coincida con el oído opuesto normal.

Una membrana tisular situada normalmente entre la piel del cuero cabelludo y el hueso del cráneo se disecciona libremente durante la cirugía, y se deja unida a su suministro de sangre justo por encima del oído normal.

La membrana se coloca sobre el implante de PPE y se utiliza la succión para envolver la membrana en el implante de PPE. Los injertos de piel se toman de otras partes del cuerpo y se cosen sobre el colgajo de la membrana. Luego, también se succionan sobre la superficie del colgajo de la membrana para cubrir el implante de PPE. El suministro de sangre del colgajo de membrana proporciona oxígeno a los injertos de piel hasta después de que se curan, ya que esto crea un revestimiento de tejido vivo.

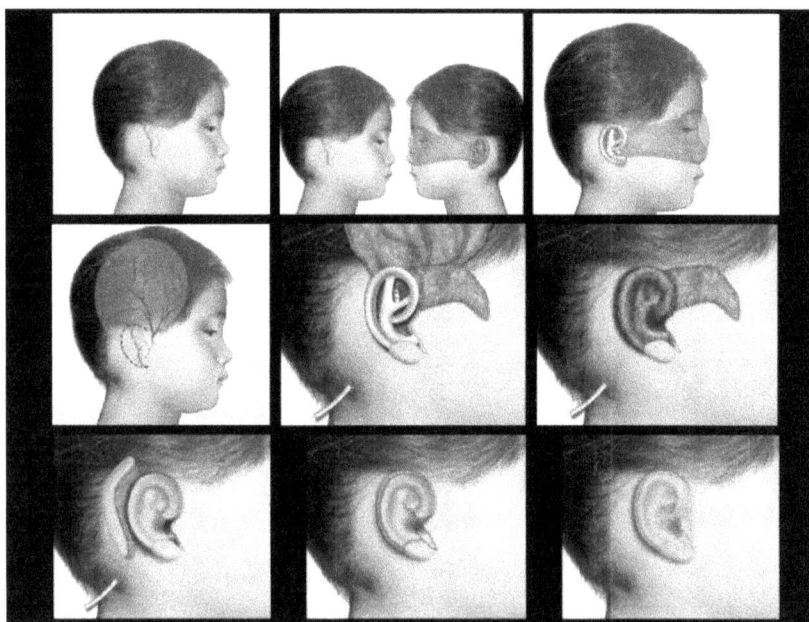

Los pasos generales de reparación de microtia de PPE. Primero, se hace una plantilla (si corresponde) desde la oreja opuesta, que se utiliza para personalizar el implante de PPE. Se disecciona un colgajo de tejido y se baja para cubrir el implante, manteniéndolo en su lugar. Finalmente, se utilizan injertos de piel para cubrir la oreja recién construida.

Tratamiento

La cirugía del canal auditivo puede realizarse antes de la reconstrucción del EPP o al mismo tiempo. (Consulte las secciones Reparación de atresia y Reparación combinada de microtia atresia a continuación, respectivamente). Se debe permitir la cicatrización del canal auditivo durante un mínimo de cuatro meses (seis meses de separación es ideal) antes de someterse a una reconstrucción de PPE, si su plan de tratamiento incluye cirugías separadas. La reconstrucción del canal auditivo después de un EPP pone en riesgo el implante de EPP. Si bien hemos realizado cirugías de canal después de los implantes de PPE en algunos pacientes seleccionados, recomendamos este enfoque debido a un mayor riesgo de complicación con el implante de PPE.

Ventajas

- Dado que la implantación de PPE no depende del tejido que rodea el canal auditivo para curarse correctamente antes de dirigirse al canal auditivo, la cirugía del canal puede realizarse antes o al mismo tiempo que el PPE.

- Cuando se realiza a los tres años de edad, el EPP permite la restauración de la audición y el desarrollo normal de la audición durante el período crítico, al tiempo que aborda los problemas estéticos de la microtia y la atresia.

- El implante de PPE puede realizarse y generalmente se realiza antes de la edad escolar, cuando es un problema lucir diferente de los compañeros.

- En promedio, se requieren 2,6 procedimientos quirúrgicos menos para el PPE que para la implantación del injerto de cartílago. Esto es menos desafiante psicológica y físicamente para los niños, por razones obvias.

- Los mejores resultados de implantes de PPE son superiores a los resultados de implantes de injerto de cartílago en imitar los oídos normales. Principalmente, esto se debe a cómo las orejas reconstruidas se proyectan desde el cráneo para coincidir con la otra oreja desde cualquier ángulo.

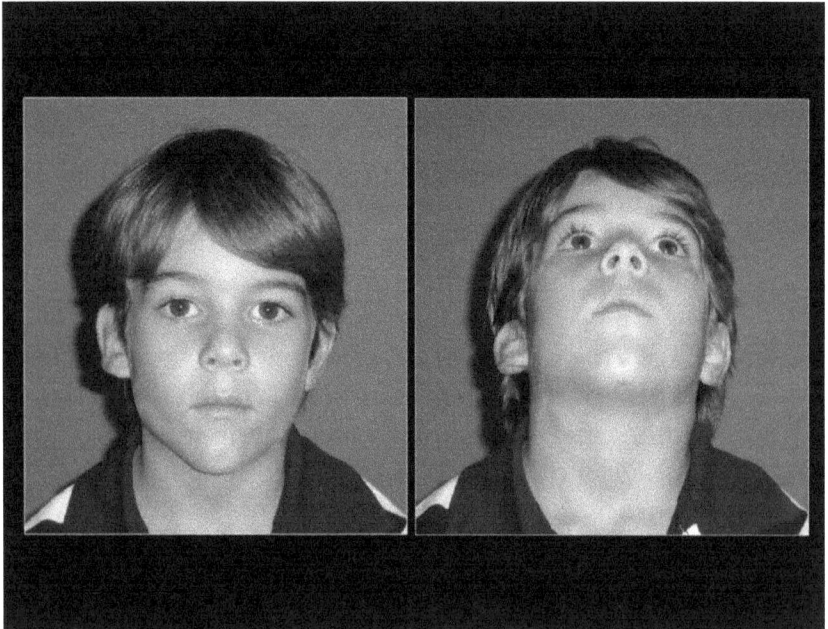

Este paciente tenía CAAM unilateral derecho y eligió reconstruir el oído externo a través de la implantación de PPE. Observe la excelente simetría de las orejas, especialmente con respecto a la proyección de la oreja

desde la cabeza. (Compare con la imagen de injerto de cartílago anterior).

- La implantación de PPE se acopla más fácilmente con un canal auditivo. Algunos implantes de injerto de cartílago pueden colocarse incorrectamente sobre el área donde debería estar el canal auditivo. Dado que el canal auditivo siempre debe crearse antes o al mismo tiempo que el PPE, no vemos que el PPE se coloque incorrectamente sobre el canal auditivo.

- La tasa de estrechamiento del canal auditivo es menor con la implantación de PPE, en comparación con la implantación de injerto de cartílago.

- El implante de PPE y la cirugía del canal se pueden realizar en un solo procedimiento ambulatorio, lo que minimiza el número de cirugías sin comprometer resultados excelentes. Actualmente, somos el único equipo del mundo que realiza reparaciones combinadas de atresia y microtia en un solo procedimiento (el procedimiento CAM).

Desventajas

- El PPE es un material tan bueno como el que tenemos actualmente para la construcción de implantes. No obstante, sigue siendo un material extraño y pueden surgir problemas. El implante atraviesa la piel en el 4 % de los pacientes. Por lo general, esto ocurre en el período postoperatorio temprano, pero también puede ocurrir más tarde. Si esto ocurre, el implante puede cubrirse con una pequeña cirugía que reposiciona el tejido local. En raras ocasiones, se necesita una cirugía más significativa para extraer el implante y permitir que la piel sane. En este caso, el implante debe reemplazarse con una cirugía posterior.

- El PPE es más propenso a romperse con un golpe en el oído. El marco que se suelda quirúrgicamente en la sala de operaciones puede separarse, causando una pérdida de forma y/o un problema con el tejido sobre el implante de PPE. Esto es raro, pero puede derivar en una cirugía de revisión con reemplazo de implantes.

- Las tasas de infección alrededor de la cirugía son más altas con el PPE que con el injerto de cartílago. Sin embargo, esta tasa de infección sigue siendo baja, con menos del 1 % de los casos.

La apariencia estética después de la reconstrucción con microtia es importante para su elección. Puede evitar importantes consecuencias psicológicas y sociales para su hijo. Sin embargo, la experiencia también me ha enseñado que, cuanto más grande sea su hijo, más importante será su función auditiva, tanto para él como para usted. Depende de usted considerar la audición, el desarrollo y la función futura en su proceso de toma de decisiones.

Consejo directo

Quiero asegurarme de que comprende un error que veo que cometen algunas familias. Si los padres se enfocan solo en la forma en que se ve un oído y no abordan la audición al principio de la vida del niño, casi siempre lamentan el efecto en la audición posteriormente. Puedo prometerle que tener un solo oído con audición impondrá límites a lo que su hijo puede y debe ser en el futuro. La mejor estrategia es unir la forma y la función con el plan que está elaborando.

Resultados de la audición luego de la cirugía

Los resultados de audición esperados se pueden entender al correlacionar la probabilidad de éxito en función de una puntuación de la tomografía computarizada. En los niños que tienen una puntuación de 5 o más en la TC, un alto porcentaje (>95 %) de los niños ha mejorado la audición. La audiencia puede ser parcial o incluso puede devolver la audiencia al rango normal. Es importante comprender que incluso los mejores resultados de la cirugía de reparación de atresia no hacen que la audición vuelva al nivel de un oído normal, pero puede acercarse. Después de la cirugía, el cerebro utiliza los datos del oído "nuevo" y lo integra con la señal normal que proviene del oído no afectado en casos de CAAM unilateral. En los casos de CAAM bilateral, los niveles de audición con frecuencia permiten que los niños dejen de usar dispositivos como la soft band de BAHA o Ponto, lo que les permite vivir sin dispositivos.

El análisis de nuestros casos quirúrgicos ha producido los siguientes datos. Los pacientes que tienen una puntuación de 8-10 en la TC tienen la mayor probabilidad (80 %) de alcanzar el rango normal de audición, que se define como 0-30 dB en el audiograma. En otras palabras, 8 de cada 10 pacientes con puntuaciones en este rango alcanzarán la audición en el rango normal. Los restantes 2 de cada 10 pacientes tienen altas probabilidades de mejorar la audición, pero escuchan fuera del rango normal en ese oído. Los pacientes con una puntuación de 6 o 7 también tienen una buena probabilidad (67 %) de alcanzar la meta de 0-30 dB para la audición. Nuevamente, tenga en cuenta que algunos pacientes que no alcanzan el rango de 0-30 dB con frecuencia pueden someterse a una reparación ósea del oído medio como una segunda cirugía para elevar la audición a los rangos normales. En nuestros pacientes, una segunda cirugía ha sido necesaria en el 6 % (o 1 en 17) de los casos. Si la audiencia no llega a 0-30 dB, tenemos disponibles otros métodos para suministrar audición al oído, incluido el uso de dispositivos auditivos de conducción de aire como se explicó anteriormente en este libro.

Los niños con una puntuación de 5 tienen un 50 % menos de posibilidades de alcanzar los niveles deseados. Puntuaciones de 4 o menos rara vez permiten una mejora significativa en la audición. Esta es la razón por la que no recomendamos una cirugía con puntuaciones de TC de 4 o menos.

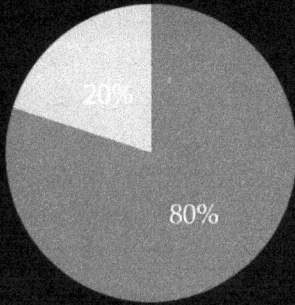
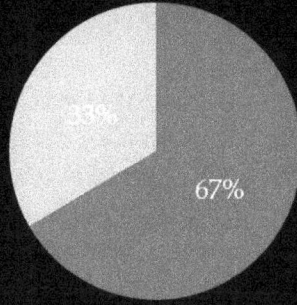

RESULTADO AUDITIVO

Datos de 24 meses: n = 70 casos

CT 8-10   CT 6-7

20%

80%

33%

67%

■ 0-30 dB   ■ > 30 dB

Resultado auditivo basado en la puntuación J de la tomografía computarizada. Los porcentajes en azul oscuro que se muestran son la fracción de pacientes en cada categoría que lograron una audición en el rango normal de 0-30 dB después de la cirugía del canal. Los porcentajes en color azul claro representan a pacientes cuya audición estaba fuera del rango de 0-30 dB. Aun así, casi todos los pacientes han mejorado la audición en general después de la cirugía del canal.

Consideraciones a futuro

Creo que el futuro es brillante en cuanto a una revolución en la reparación de microtia. Las nuevas técnicas de biomaterial utilizan el propio tejido del paciente para crear un oído que es más realista en textura y forma. Por ejemplo, algunas empresas están trabajando en material impreso en 3D. De esta manera, una oreja puede ser híper personalizada. Digamos, por ejemplo, que su hijo tiene CAAM en un solo lado. Su oreja reconstruida se puede combinar casi exactamente con la oreja existente. O, si su hijo tiene CAAM bilateral, ¡quizás sus orejas puedan tener la misma forma que la suya!

Actualmente, tanto los implantes de injerto de cartílago como los de PPE son rígidos y no se doblan. Si se puede hacer un material del propio tejido del paciente y se puede hacer más flexible, el oído puede parecer más natural y, lo que es más importante, puede ser más resistente al trauma. Esta estrategia también reducirá las tasas de exposición observadas con el PPE, ya que el material no es extraño y será más biocompatible.

Predigo que la técnica quirúrgica del implante de PPE continuará y se usará para implantar orejas externas más nuevas y con mejor biomaterial en los próximos 3 a 10 años. Si bien eso es emocionante, crea otros problemas. Por ejemplo, ¿cuánto tiempo se requiere ver los datos de pacientes con estos implantes más nuevos antes de que podamos asumir que la técnica se mantiene con el tiempo? ¿Qué tipo de complicaciones tardías hay, y cómo se ve después de 10, 20 o incluso 30 años? En este momento, tenemos más de 50 años de historia con implantes de injerto de cartílago y más de 20 años de historia con implantes de PPE. Aun así, es emocionante ver una nueva y mejor manera en el horizonte.

Una pregunta común es: "¿Podemos reconstruir el canal auditivo de nuestro hijo y esperar que la tecnología del oído externo mejore, y de ser así, cuánto tiempo debemos esperar?" Sí, si se crea un canal auditivo, la reconstrucción del oído externo puede esperar años. Algunos pacientes actualmente optan por hacer un canal auditivo en niños pequeños para que disfruten de los beneficios del desarrollo auditivo y cerebral durante el período crítico. Planean observar la tecnología en rápida evolución de la reconstrucción del oído externo antes de someterse a una cirugía para el componente de microtia de CAAM.

Además, ahora contamos con la experiencia adecuada para saber que el reemplazo de los implantes de PPE no es una operación extremadamente difícil. Cuando se rompe un implante de PPE, se reemplaza haciendo una incisión vertical y abriendo la bolsa de piel a su alrededor como una concha de almeja. Luego se inserta el nuevo implante y se cierra la piel. La incisión se cura de forma rápida y hermosa en casi todos los casos. No veo ninguna razón por la cual un implante de PPE existente no pueda ser removido y reemplazado por un nuevo material del mismo tamaño en el futuro, en caso de que haya uno disponible.

Otra combinación potencial de técnicas puede ser la implantación de injerto de cartílago después de realizar la cirugía primaria del canal auditivo, cuando la cirugía del canal se realiza primero utilizando un método mínimamente invasivo conocido como canaloplastia por micro incisión. Esta técnica minimiza las cicatrices alrededor del sitio del canal creado quirúrgicamente. Debido a que la piel alrededor del canal auditivo no está alterada, esta técnica puede permitir la colocación de un injerto de cartílago en una segunda cirugía más adelante, lo que permite que ocurra una reconstrucción del canal antes de la cirugía de injerto de cartílago.

Algoritmo de decisión de tratamiento

Este algoritmo ha resultado útil para que los padres entiendan sus decisiones con respecto al tratamiento con CAAM. Como ya ha leído gran parte de la información incluida en el algoritmo, esto debería tener sentido. Tenga en cuenta que algunas desviaciones pequeñas en el orden del algoritmo son necesarias para algunos pacientes, y siempre se recomienda un plan personalizado. ¡Si comprende esto, está en el mejor camino para comprender las decisiones de tratamiento y las opciones para CAAM!

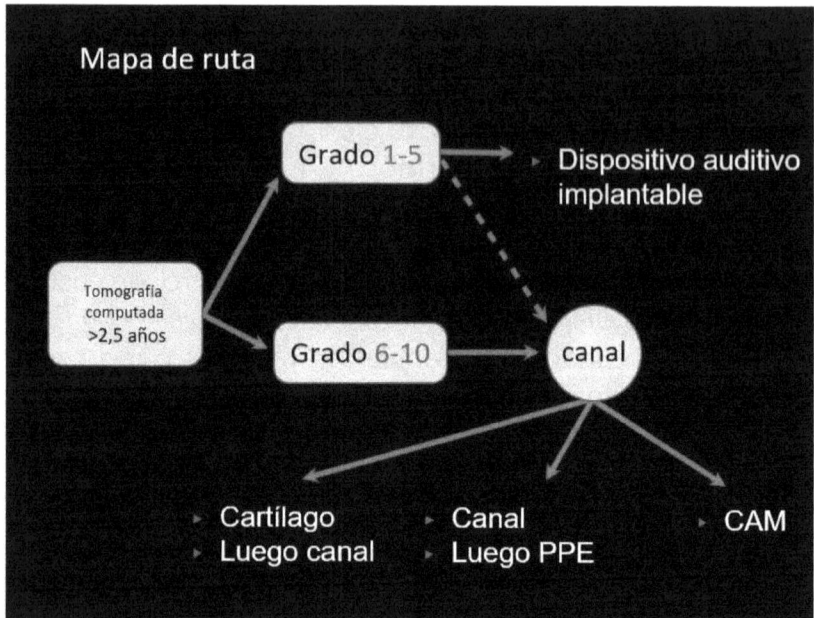

Mapa de ruta

Grado 1-5 → ▸ Dispositivo auditivo implantable

Tomografía computada >2,5 años

Grado 6-10 → canal

▸ Cartílago ▸ Canal ▸ CAM
▸ Luego canal ▸ Luego PPE

Un mapa de ruta para las opciones del plan de tratamiento basado en la puntuación de la TC.

Condiciones especiales que tienen algunos pacientes con CAAM

Canal auditivo parcial

El desarrollo del canal auditivo comienza dentro de las primeras semanas después de la concepción. Es posible que el proceso se detenga antes de que se complete. La mayoría de las veces, la anormalidad más común es la atresia completa (ausencia del conducto auditivo total). Sin embargo, en un pequeño porcentaje de casos, la finalización parcial del desarrollo da lugar a una formación parcial del canal auditivo.

Los canales del oído parcial pueden ser un canal corto que es visible desde el exterior, pero no se extiende completamente a un tímpano, o puede estar parcialmente presente en lo profundo de la base del cráneo sin una abertura de conexión al exterior. Incluso puede haber un tímpano parcial presente. En general, estos pacientes pueden obtener algunos de los mejores resultados auditivos de la cirugía. Sin embargo, el procedimiento quirúrgico es más difícil que una atresia completa. Los cirujanos tienen que trabajar alrededor de la piel actual y otros tejidos que deben preservarse. Las tomografías computarizadas son necesarias para evaluar el desarrollo parcial del canal y para planificar el tratamiento adecuado. Es importante tener en cuenta que los colesteatomas se producen a una tasa mayor en el desarrollo del canal parcial que en pacientes con atresia completa.

Colesteatoma

A medida que el canal auditivo y el oído externo se forman en el útero, el proceso puede funcionar mal y producir un quiste de piel enterrada llamado colesteatoma. El tejido atrapado forma un tumor en el tejido blando que rodea la oreja malformada o se ubica a más profundidad en el hueso del cráneo. El tumor no es canceroso pero puede causar un daño significativo si no se elimina. Con el tiempo, los colesteatomas crecen y causan erosión ósea a su alrededor. Al crecer, estas lesiones destructivas pueden erosionar las estructuras del oído, como los huesos del oído medio y el nervio facial. Los posibles efectos incluyen parálisis facial, pérdida de la función auditiva en el oído afectado o alteración grave del equilibrio. En casos avanzados, el aumento de masa puede erosionar la cavidad cerebral y ser potencialmente mortal. En algunos pacientes, los colesteatomas se infectan y dañan las estructuras circundantes. Afortunadamente, esta condición solo ocurre en un pequeño porcentaje de casos. Sin embargo, debemos descartar la presencia de un colesteatoma o pacientes que tienen un alto riesgo de desarrollar uno en todos los casos como parte de nuestra evaluación.

No todos los colesteatomas se pueden diagnosticar al examinar la malformación del oído de microtia externa. En algunos casos, un colesteatoma puede estar presente sin signos externos en lo absoluto. También es importante tener en cuenta que en algunos pacientes, un colesteatoma puede pasar desapercibido (hasta que se produzca una complicación) si se realiza una cirugía en el oído externo sin evaluar primero una tomografía computarizada para detectar la presencia de un tumor. Debido a esto, una tomografía computarizada es una parte esencial de la evaluación de pacientes con atresia y microtia.

Por esta razón, todos los pacientes con CAAM deben realizarse una tomografía computarizada antes de realizar cualquier cirugía de microtia o atresia.

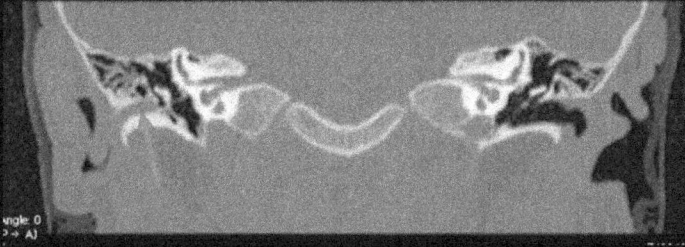

Todos los pacientes deben realizarse una TC antes de la reparación de microtia

Atresia con colesteatoma

Nunca coloque el PPE hasta que se extirpe el colesteatoma

Tomografía computarizada de un paciente con colesteatoma del lado derecho (indicado por la flecha roja). Si están presentes, los colesteatomas deben eliminarse antes de realizar cualquier tipo de cirugía de oído.

En algunos casos de canales auditivos pequeños, la creación de un oído externo puede aumentar la posibilidad de que se desarrolle un colesteatoma a partir de un canal auditivo parcialmente formado. Un otólogo experimentado, y no un cirujano plástico, debe tomar esa decisión. En otros casos de canales de oído pequeños, se puede crear un oído externo con un bajo riesgo de inducción de colesteatoma.

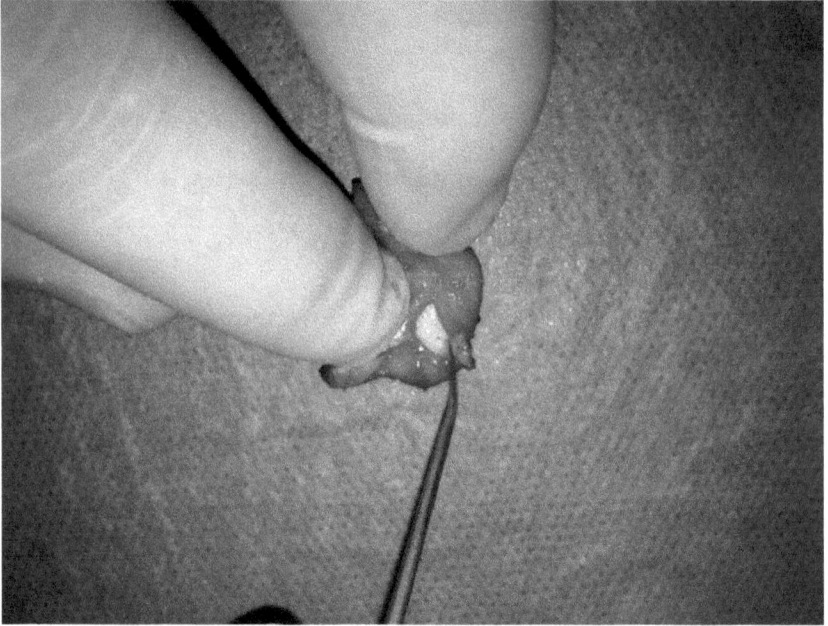

Un colesteatoma después de la extracción en la sala de operaciones. Tenga en cuenta el revestimiento de la piel visible del tumor.

¡Insista que se le realice una TC a su hijo! Algunos de los cirujanos reconstructivos del oído externo más experimentados del mundo regularmente violan esta regla y realizan la reconstrucción del oído externo sin verificar primero estos tumores raros. Incluso los cirujanos con los que trabajo más de cerca han cometido este error. Nuevamente, si le informan que un examen visual por sí solo es suficiente para asegurarse de que no haya un colesteatoma, está tratando con un cirujano que no está completamente al tanto de estos tumores y sus consecuencias.

Cada año, me derivan pacientes que nunca se han realizado una tomografía computarizada (TC), pero que tuvieron colesteatomas en crecimiento que causaron complicaciones graves. Además de ser una amenaza para la función y la vida, la presencia de un colesteatoma no descubierto en una reconstrucción por microtia (a través de un injerto de cartílago o un implante de PPE) puede provocar la pérdida del oído externo. Dado que los cirujanos plásticos nunca leen tomografías computarizadas con CAAM, un otólogo calificado debe revisar una tomografía computarizada de cada paciente antes de realizar cualquier tipo de cirugía, incluso si no se planifica realizar un canal auditivo. Sugiero firmemente que un otólogo que sepa buscar estos tumores congénitos lea la tomografía computarizada de su hijo. Incluso los radiólogos, que se especializan en la lectura de rayos X y tomografías computarizadas, rara vez saben que existen estos tumores y con frecuencia, no los notan al revisar las tomografías de pacientes con CAAM.

Los colesteatomas no se detectan fácilmente al momento de la reconstrucción del oído externo. He lidiado con esta complicación con algunos de los mejores cirujanos plásticos del mundo que se especializan en CAAM y que no entienden la entidad o, a veces, eligen ignorarla. También he recibido llamadas directamente de los quirófanos de otros cirujanos que descubrieron este tumor insospechado durante la cirugía y no saben cómo tratarlo. Si se encuentra un tumor insospechado durante la reparación de la microtia, debe interrumpirse la cirugía y se debe convocar a un otólogo con experiencia para extirpar el colesteatoma antes de continuar. Debido a que un otólogo con experiencia generalmente no está disponible en cualquier momento para ir al quirófano, generalmente se requiere una cirugía posterior por separado para extirpar el colesteatoma, seguida de una tercera cirugía para completar la primera etapa de la reparación de la microtia.

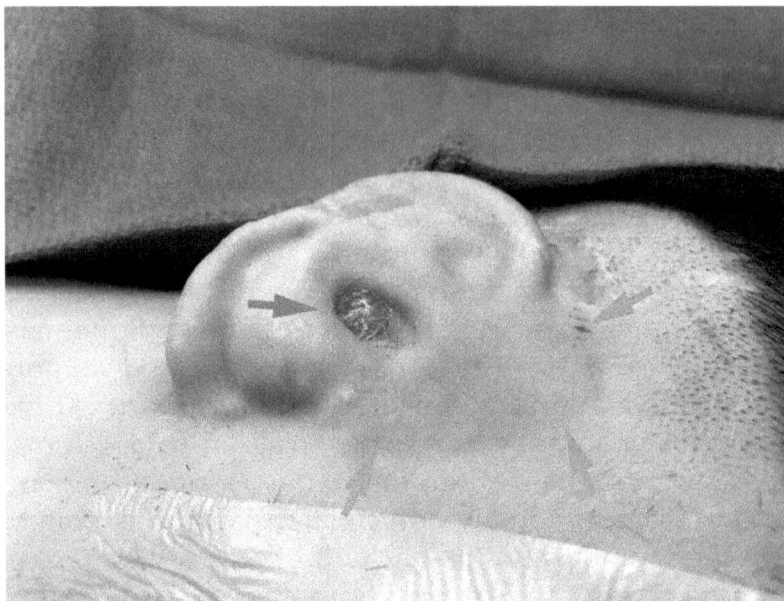

La reconstrucción de PPE fue realizada sobre un colesteatoma conocido por un cirujano y su familia que ignoró las recomendaciones para la extracción del colesteatoma. Tres años después, el tumor creció debajo del implante, lo que puso en riesgo la vida del niño y requirió la extracción del implante de PPE.

Los colesteatomas deben eliminarse por completo para garantizar la seguridad de un niño. Incluso una célula de tejido que queda en el tejido o el hueso de la base del cráneo volverá a crecer y formará un nuevo tumor. Los otólogos utilizan microscopios quirúrgicos para la microcirugía de oído para extirpar los colesteatomas. Con frecuencia, el tumor se extiende profundamente hacia las estructuras óseas o del cuello donde los cirujanos externos no operan regularmente. Debido a esto, nunca deben extraerse si no es por un otólogo familiarizado con estas estructuras, y solo bajo un microscopio operatorio. Los cirujanos plásticos no usan microscopios para la reparación de microtia y no están familiarizados con las técnicas microquirúrgicas. No deben intentar la extirpación de un colesteatoma. Al igual que con muchos procedimientos quirúrgicos, la mejor oportunidad de abordar con éxito y permanentemente esta condición amenazante, es realizar la primera cirugía correctamente.

En los casos en que un canal auditivo no es posible o no se selecciona, es IMPERATIVO retirar un colesteatoma antes de realizar la reconstrucción de la microtia. El colesteatoma es una de las pocas situaciones de CAAM que pueden amenazar la vida de su hijo. La condición debe ser diagnosticada antes de realizar cualquier tipo de cirugía.

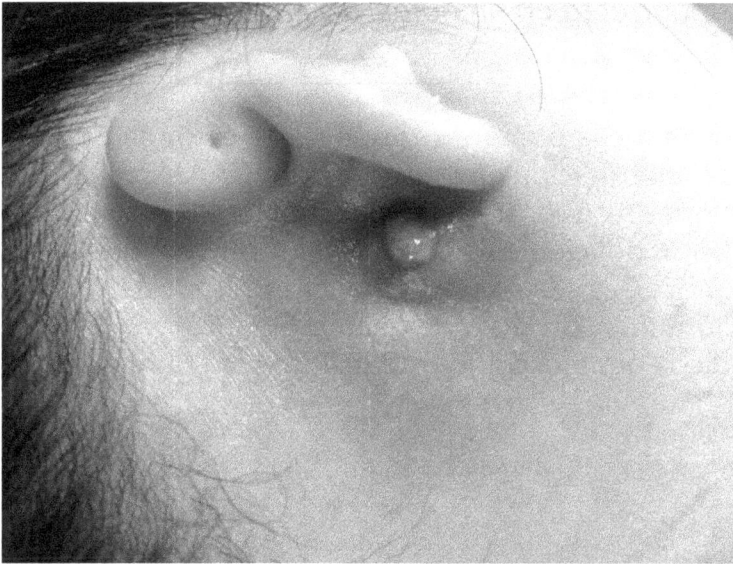

Colesteatoma del canal que se ha infectado y se ha roto a través de la piel sobre el hueso mastoideo. Se requirieron cirugía y antibióticos para extirpar el colesteatoma y detener la infección.

Articulación incudoestapedial fibrosa (ES)

Alrededor del 2005, comencé a usar una nueva tecnología para examinar los oídos medios de los pacientes mientras estaba en la sala de operaciones. Siempre utilizamos un microscopio quirúrgico potente para realizar todas las operaciones de CAAM. Sin embargo, esta tecnología, una pequeña cámara y equipo de grabación, me permitió ver cosas que de otra manera no podría ver.

Encontramos algo interesante que los cirujanos no conocían desde hacía años: la articulación entre los huesos del segundo y tercer oído medio se formó de manera incorrecta en un número significativo de casos (26,7 %).

Ésta fue la primera vez que se detectó y se publicó ésta malformación en pacientes con CAAM, una situación que puede haber sido responsable de los resultados de audición deficientes e inexplicables que encontramos en algunos pacientes. El documento médico que elaboramos con la ayuda de uno de nuestros excelentes médicos que describió este hallazgo, se publicó en el 2014.[11]

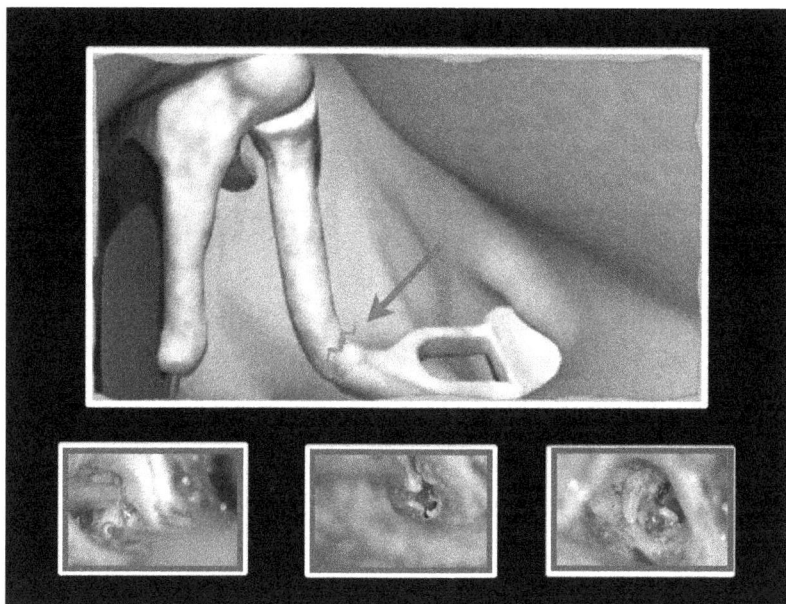

Huesos del oído medio con área comúnmente afectada de unión fibrosa.

¿Podemos mejorar la condición?

Nos propusimos determinar si podríamos mejorar los resultados quirúrgicos en ésta condición. Fue un paso significativo hacia la comprensión de esta anomalía presente en los huesos del oído medio de un número sustancial de pacientes. ¡Fuimos los primeros en descubrir este problema y, como resultado de nuestros hallazgos, hicimos un progreso significativo en la búsqueda de una causa de resultados auditivos deficientes en el 27 % de nuestros pacientes! Durante años, los cirujanos no sabían acerca de esta anomalía anatómica y, como resultado, no pudieron identificar correctamente la causa de resultados auditivos inferiores a los óptimos, en pacientes que padecían esta afección. Resulta que la condición fue una causa importante en muchos casos cuando la audición de los pacientes con CAAM no mejoró adecuadamente a pesar de la cirugía exitosa.

A continuación, puede ver las imágenes de una de las cirugías donde encontramos esta anomalía.

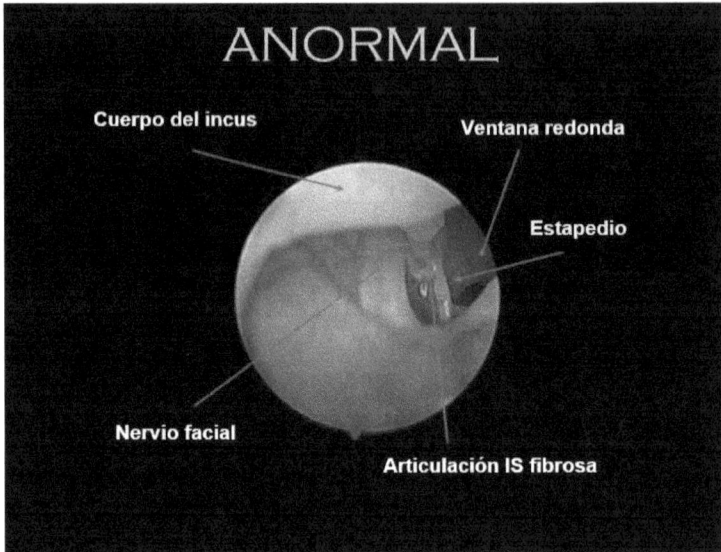

Articulación incudoestapedial fibrosa (IS) anormal bajo el microscopio.

Normalmente, la articulación entre el incus (el segundo hueso del oído medio) y el stapes (el tercer hueso del oído medio) mide menos de 1 mm y es la articulación más pequeña del cuerpo. Debido a que la articulación involucra un hueso que toca el hueso con la articulación más pequeña del cuerpo, cualquier vibración sonora desde el tímpano se desplaza al primer hueso del oído medio (llamado malleus), y luego al incus y al staples, y finalmente al oído interno. En este ejemplo, la articulación entre el incus y el stapes no es hueso sobre hueso sino, más bien, se compone de una corta longitud de tejido cicatricial. En lugar de la conexión firme normalmente presente, este tejido es flexible y una parte significativa de la energía se pierde en la vibración. Esto significa que las ondas de sonido conducidas a través de la cadena auditiva se pierden en este punto de conexión, y la audición no alcanza los niveles deseados.

Para determinar si podríamos ver esta articulación en las tomografías computarizadas antes de la cirugía, fuimos a nuestro repositorio digital y revisamos cientos de tomografías. Descubrimos que era imposible estar 100 % seguro del estado de la articulación IS basándose únicamente en una tomografía computarizada. Si bien las tomografías computarizadas son el estándar de oro para evaluar las estructuras óseas del oído medio, la realidad es que ésta articulación tiene un tamaño de apenas milímetros y es demasiado pequeña para identificar con certeza si el tejido es normal o no basándose solamente en imágenes de tomografía computarizada. Por esa razón, solo sabemos el estado de la articulación IS cuando lo vemos en la sala de operaciones.

¿Cómo lo arreglamos?

La pérdida de energía produce una pérdida de audición. Se necesita una mejor conexión entre los huesos del oído medio para lograr una audición óptima. Para tratar este problema, desarrollé varias prótesis de titanio para permitirnos "cerrar la brecha" y mejorar los resultados de la audición en pacientes con articulaciones anormales con IS. Aquí puede ver algunas de las prótesis que miden solo 1-3 mm de tamaño. Están en uso hoy en día para la reconstrucción de la articulación IS fibrosa. Dado que los huesos del oído medio están completamente desarrollados al nacer, la prótesis no tiene que ser reemplazada a medida que el niño crece. Duran de por vida.

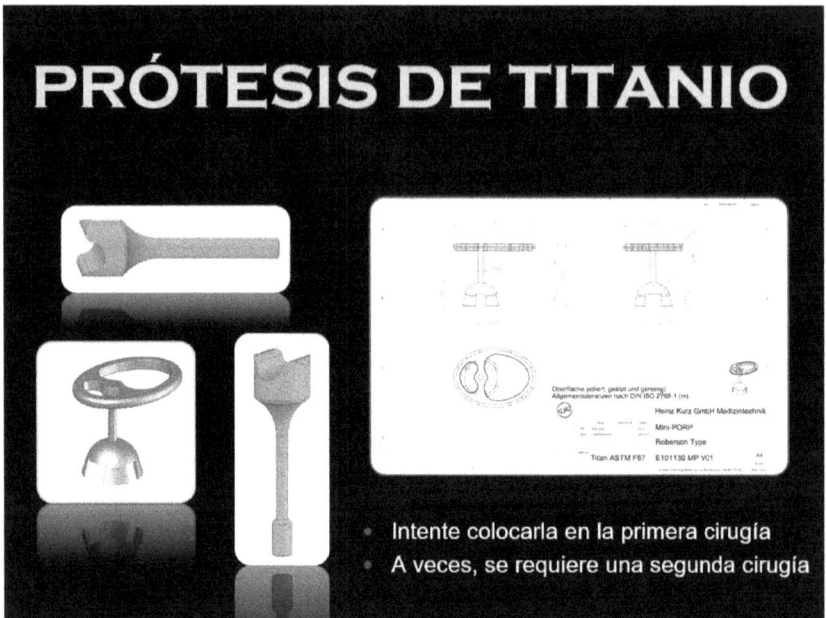

Varias prótesis de reconstrucción del hueso del oído medio personalizadas.

Para determinar si necesitábamos reparar todos los casos de articulación IS fibrosa, independientemente de la gravedad, realizamos un estudio para evaluar el estado de la articulación IS y los resultados de la audición. Estos datos nos ayudaron a saber cuándo usar éstas nuevas prótesis y cuándo dejar la articulación como está. Notamos que algunos pacientes tenían buenas pruebas de audición a pesar de tener una articulación IS fibrosa, mientras que otros no tuvieron tan buenos resultados auditivos después de la cirugía. A través del análisis estadístico avanzado de los resultados de la reconstrucción de nuestros pacientes, desarrollamos las siguientes pautas:

Tratamiento

Articulación IS normal	Sin reconstrucción
Articulación IS fibrosa leve	No hay reconstrucción; se espera la prueba de audición de cuatro a cinco meses después de la cirugía para determinar si se necesita una segunda cirugía
Articulación IS fibrosa moderada	Reconstrucción con una prótesis durante la primera cirugía
Articulación IS fibrosa severa	Reconstrucción con una prótesis durante la primera cirugía

En los pacientes que tienen una articulación IS fibrosa leve, un buen porcentaje de los pacientes tendrá una audición postoperatoria adecuada. Otros pacientes disfrutan de audición mejorada pero no mejorada al máximo, y requieren otra cirugía para reparar los huesos del oído medio con la colocación de una prótesis de titanio. Esto se aplica al 6 % de los pacientes de Global Hearing. La cirugía de revisión en estos casos pasa por el canal auditivo recién creado, donde se levanta el tímpano y se realiza la reparación protésica. La curación es mucho más rápida que en la primera cirugía. La investigación para determinar cuándo reemplazar la articulación en el momento de la primera cirugía les evita a muchos pacientes la necesidad de someterse a una segunda cirugía.

Los resultados de audición con las prótesis pueden ser excelentes y rivalizar con los de los huesos normales del oído medio. De hecho, algunos de nuestros mejores resultados auditivos se ven en la reconstrucción ósea del oído medio. Los implantes óseos del oído medio están diseñados para durar toda la vida pero, en ocasiones, pueden desplazarse, lo que requiere una cirugía de revisión para reemplazarlos y restaurar los niveles de audición anteriores.

Un resumen de la anomalía de la articulación IS fibrosa

Aquí hay un resumen de lo que sabemos sobre la anomalía de la articulación IS fibrosa:

Las anomalías de la articulación IS fibrosa pueden ser una fuente de deficiencia auditiva en un porcentaje significativo de pacientes, incluso con cirugías exitosas del canal auditivo y el tímpano, y pueden pasarse por alto fácilmente.

La reconstrucción y una mejor audición se pueden lograr con implantes de titanio de oído medio diseñados a medida.

Las tomografías computarizadas antes de la cirugía ocasionalmente pueden revelar el estado de la articulación IS. Generalmente, sin embargo, el área pequeña sólo se puede ver con un 100 % de certeza en la sala de operaciones con equipo especial.

Las anomalías de las articulaciones IS fibrosas moderadas y graves se reparan en la primera cirugía porque la pérdida auditiva significativa permanecerá si no se aborda el problema.

En un pequeño porcentaje de cirugías de articulaciones IS fibrosas leves, se necesitará una segunda cirugía para lograr los mejores resultados auditivos. Sin embargo, la mayoría de estos casos lograrán una audición adecuada con la primera cirugía y no requerirán un procedimiento adicional.

Microsomia hemofacial (HFM) y asimetría facial

En muchos pacientes, el lado de las estructuras faciales afectadas por CAAM estará menos desarrollado que el lado normal opuesto. En CAAM bilateral, ambos lados de la cara pueden estar subdesarrollados. Las estructuras afectadas son el tejido blando de la mejilla y la cara, la mandíbula y la estructura ósea de la cara media llamada maxilar.

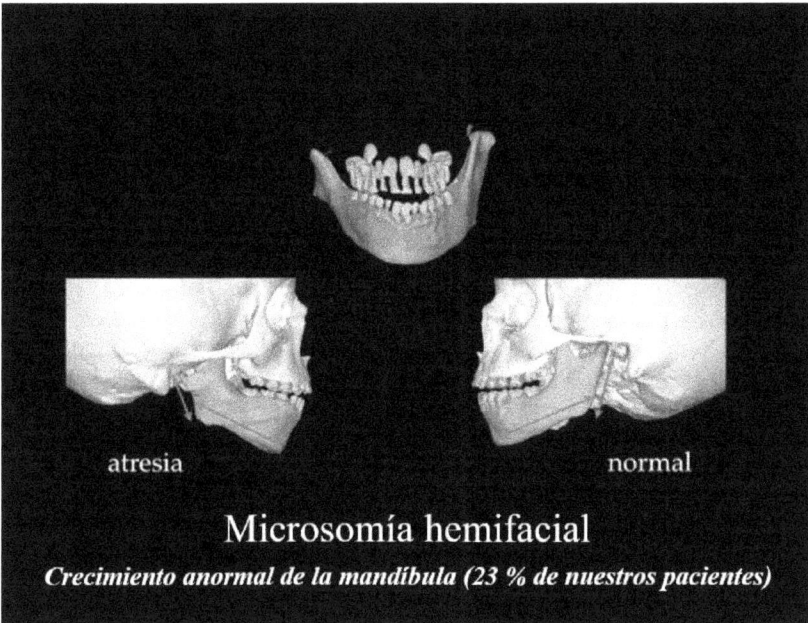

atresia   normal

Microsomía hemifacial

Crecimiento anormal de la mandíbula (23 % de nuestros pacientes)

La microsomía hemifacial, o asimetría de las estructuras óseas y de los tejidos blandos de la cara, a veces se asocia con CAAM.

En la mayoría de las situaciones, la diferencia con el lado normal es leve. En situaciones severas, puede haber un marcado subdesarrollo del lado afectado. La "M" y la segunda "A" del sistema de puntuación HEAR MAPS indican qué tan grave es la anomalía.

El 23 % de los individuos evaluados por nuestro equipo para CAAM tienen una asimetría facial. No todos requieren tratamiento.

La asimetría severa se puede clasificar como Microsomia hemifacial (HFM). Además, un síndrome en particular, el síndrome de Goldenhar, puede presentarse como HFM, pero también puede incluir malformaciones del riñón, tiroides, pulmones y, ocasionalmente, la columna vertebral. Ni HFM, ni el síndrome de Goldenhar están asociados con la discapacidad intelectual. Se encuentran disponibles pruebas genéticas para el síndrome de Goldenhar.

La mandíbula, la cara media, y el tejido blando facial se desarrollan durante los primeros 10 a 12 años de vida, la mayoría de los cuales ocurre durante los primeros 6 años. En los pacientes que nacen con asimetría leve, la cantidad de asimetría puede volverse más normal o menos normal durante los primeros años de vida. Los pacientes que nacen sin asimetría raramente desarrollan una asimetría significativa y nunca desarrollan una asimetría grave o problemas en la mandíbula. En otras palabras, los niños nacen con la anormalidad o no, y, en algunos casos, puede empeorar con el crecimiento en la niñez. En otros casos, puede mejorar con el tiempo.

Las personas con asimetría severa, especialmente el subdesarrollo de la mandíbula, pueden comprometer el espacio en la garganta donde el aire pasa a los pulmones durante el sueño. Cualquier ronquido en un niño es anormal, y se puede hacer una prueba para determinar si estos pacientes sufren de apnea obstructiva del sueño debido a una pequeña vía aérea. La prueba se llama estudio del sueño (o polisomnograma) y se realiza durante la noche. Los monitores observan el paso de aire de un niño durante el sueño.

Los procedimientos quirúrgicos pueden alterar el hueso de la mandíbula y la cara para corregir anomalías de la función y apariencia normales o casi normales. Los cirujanos craneofaciales realizan estos procedimientos.

Un miembro del equipo de Global Hearing inventó un dispositivo que alarga las mandíbulas en ciertos pacientes.

Por lo general, la cirugía para la HFM se retrasa hasta la adolescencia, pero los casos graves pueden requerir una cirugía temprana. La consulta con un cirujano craneofacial puede estar indicada si existe una asimetría moderada o grave. Si nuestro equipo lo evalúa, lo asesoraremos sobre el mejor curso de acción. La cirugía temprana *debe* coordinarse con la cirugía de la oreja, para que lo que los tejidos y vasos sanguíneos necesarios para la reconstrucción del conducto y la oreja no se dañen.

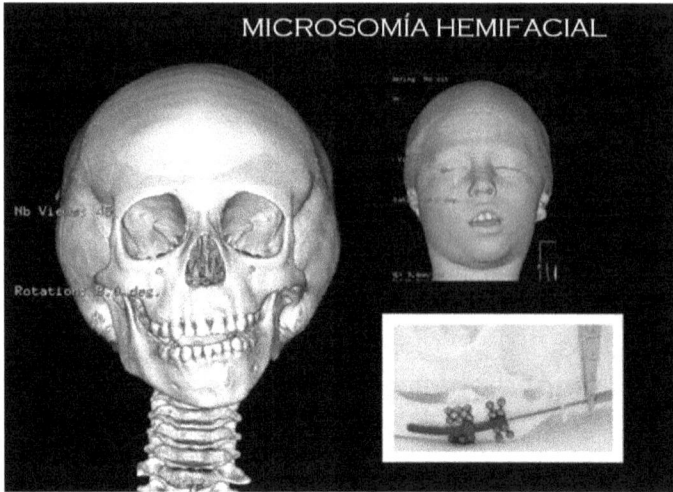

TC e imagen reconstruida con tejido blando que muestra un subdesarrollo de la mandíbula y los tejidos blandos en la microsomia hemifacial. El dispositivo en la parte inferior derecha se implanta quirúrgicamente de forma temporal para alargar la mandíbula.

En pacientes con asimetría leve, donde la estructura del hueso de la mandíbula y la cara no necesitan ningún cambio, un procedimiento simple puede hacer que la cara se vea más uniforme. Mediante liposucción, la grasa se puede extraer del abdomen a través de una pequeña incisión en la región umbilical o el ombligo. Esta grasa se inyecta en el tejido blando del lado subdesarrollado de la cara. El injerto de grasa se puede realizar más de una vez si es necesario. En algunos casos, la cirugía para alargar los huesos de la mandíbula/cara se puede realizar en combinación con un injerto de grasa.

Infecciones en el oído

Las infecciones del oído medio se conocen médicamente como Otitis media (OM). En esta afección, el líquido llena el oído medio, a menudo después de un resfriado o una infección viral. El líquido se infecta y los glóbulos blancos entran en el líquido para combatir la infección. En los oídos normales, este aumento en el volumen de líquido genera presión en el oído medio y presiona el tímpano, lo que duele bastante. La mayoría de los padres han encontrado infecciones pediátricas en el oído, ya que son comunes.

Cuando está presente, la infección y el líquido causan una disminución temporal de la audición al afectar el tímpano, que no se mueve tan bien como de costumbre en respuesta al sonido. Por lo general, el líquido comienza a eliminarse unos pocos días después de comenzar con los antibióticos, y la audición mejora. En algunos casos, el líquido permanece en el oído y la audición se mantiene baja.

Casi todos los niños sufren de OM en algún momento. Puede reducir su incidencia manteniéndose al día con las inmunizaciones pediátricas, evitando fumar cerca del niño y reduciendo los resfriados (lo cual es algo difícil). Queremos tratar cualquier infección de oído con prontitud para que la audición vuelva a la normalidad tan pronto como sea posible en un oído normal.

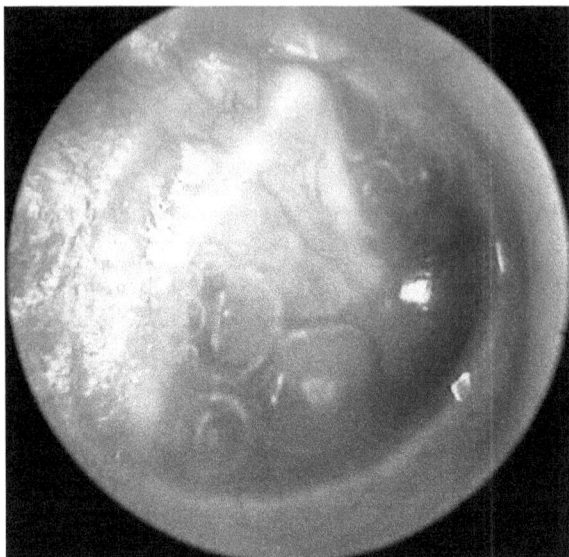

Infección leve del oído con líquido y burbujas en el oído medio detrás del tímpano.

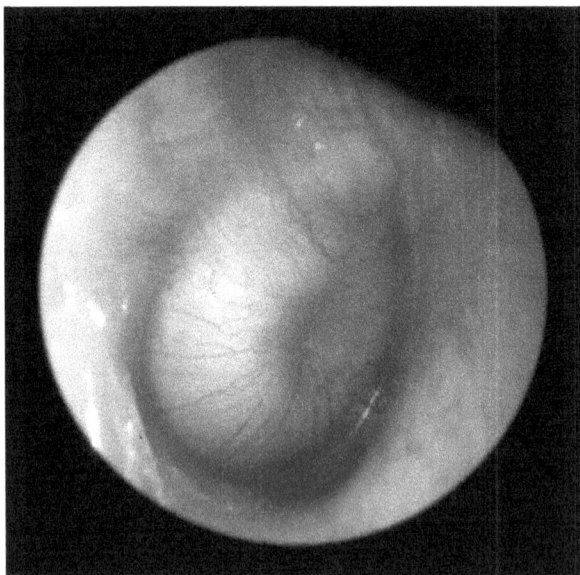

Infección aguda del oído con pus detrás del tímpano, que sobresale hacia afuera.

Tratamiento

En los oídos donde el líquido permanece por más de dos meses, o si las infecciones aparecen más de tres veces en un año, recomendamos la colocación de un tubo de timpanostomía (también llamado "grommet" o "tubo de ecualización de presión"). Promueve la eliminación y la curación de cualquier líquido en el oído medio y puede reducir notablemente la posibilidad de sufrir futuras infecciones del oído. Los inconvenientes de este procedimiento quirúrgico son mínimos. Solo al 1 % de los pacientes le quedará un orificio en su tímpano cuando el tubo se caiga seis a nueve meses después. En el caso de que quede un agujero, se puede arreglar fácilmente.

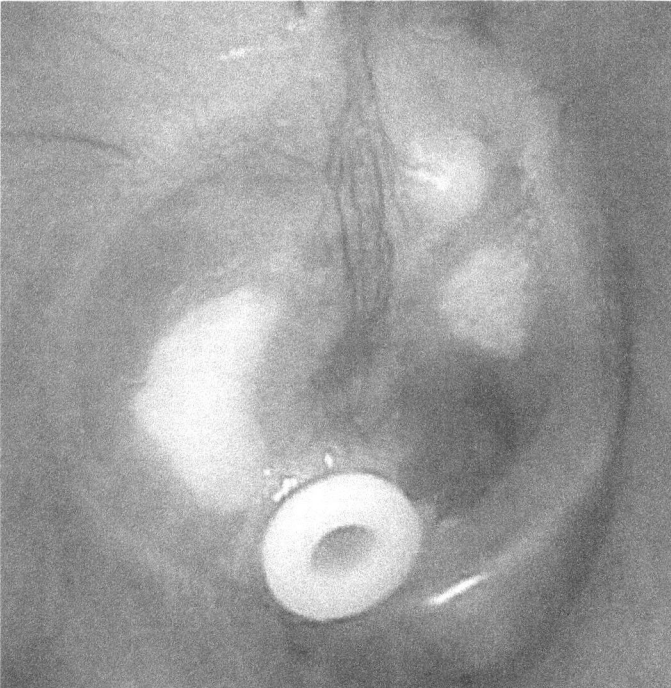

Oreja con tubo de timpanostomía colocado. Las áreas nubladas blancas presentan cicatrices en el tímpano, que han quedado de infecciones previas. Estas cicatrices no suelen dañar la audición.

La colocación del tubo de timpanostomía es el procedimiento más común en niños en los Estados Unidos y lo puede realizar prácticamente cualquier médico especialista en nariz, garganta y oído (ENT) o médico pediátrico ENT (también denominado otorrinolaringólogo). El procedimiento tarda menos de 10 minutos en completarse, y se realiza con anestesia leve para que el niño se quede quieto y el médico pueda trabajar en el oído de manera segura.

Los niños con OM recurrente deben ser evaluados para descubrir si hay un alargamiento de las amígdalas y/o adenoides. Estas estructuras pueden albergar infecciones crónicas o, si están lo suficientemente agrandadas, pueden obstruir la apertura de las trompas de Eustaquio. Las trompas de Eustaquio llevan aire al oído medio. Si alguna vez se ha tapado la nariz y ha hecho presión en los oídos, ha interactuado con la trompa de Eustaquio.

La obstrucción de la trompa de Eustaquio puede producir un líquido crónico y/o infecciones del oído medio. Si estas estructuras son anormales, es una buena idea realizar la extirpación quirúrgica de las amígdalas y adenoides antes de la cirugía de canal de CAAM. Si crecen a tamaños problemáticos después de CAAM, lo cual es inusual, también las puede eliminar, generalmente, un médico ENT cercano a su hogar.

Puede que se esté preguntando si la OM puede afectar el oído (o los oídos) con CAAM. Sí, puede. Un proveedor de salud puede observar un oído normal y ver el tímpano. Al ver el líquido detrás de un tímpano y/o infección y enrojecimiento, podemos hacer un diagnóstico de OM. En un oído con CAAM, no tenemos un canal auditivo, ni tenemos un tímpano para examinar. Si bien una tomografía computarizada puede mostrar la presencia de líquido en el oído medio, no hacemos tomografías computarizadas para diagnosticar la OM en los oídos con CAAM. Si su hijo tiene CAAM y está enfermo, con fiebre y su pediatra no puede encontrar ninguna otra fuente para explicar la fiebre, suponga que sufre de OM y trátelo con antibióticos orales.

Todos los meses, recibimos correos electrónicos que indican que un paciente ha desarrollado una infección en un oído con CAAM reconstruido, muchos meses después de la cirugía. Por lo general, se trata de una infección del conducto auditivo externo que afecta a la piel del propio canal, llamada Otitis Externa (OE), pero puede ser OM. La tasa de aparición de OM parece ser la misma en los oídos con CAAM reconstruidos que en los niños normales y se trata de la misma manera. Si hay una infección en un oído con CAAM reconstruido, pídale a un médico local que lo examine para determinar si está afectado el canal (OE) o el oído medio (OM). En la OE, los gérmenes infectan la piel colocada en el canal auditivo, haciendo que drene el canal auditivo. Casi siempre, esto ocurre cuando el oído no se ha limpiado lo suficiente. Si los desechos naturales producidos por el injerto de piel se acumulan, los gérmenes pueden prosperar. Al eliminar el exceso de residuos y aplicar gotas de antibióticos, la infección casi siempre se elimina. En la OM, los antibióticos orales están indicados para tratar la infección. A veces, son necesarios antibióticos orales y gotas de antibióticos.

Pérdida de la audición con CAAM de un solo lado

Su prueba de audición temprana o audiograma realizados por un audiólogo deben evaluar ambos oídos. Si el oído "bueno" en la CAAM de un solo lado tiene una pérdida auditiva (como ocurre en el 23 % de los casos en nuestra base de datos mundial), es importante determinar la causa y corregirla de inmediato, si es posible.

Incluso una pequeña pérdida auditiva afecta el desarrollo del lenguaje en los primeros tres años de vida y potencialmente de forma permanente. Si su hijo tiene CAAM de un solo lado, él o ella depende en gran medida del oído normal para escuchar y desarrollar el lenguaje, hasta que el oído con CAAM alcance niveles de audición funcionales. Si ésta pérdida auditiva adicional aparece en el oído no afectado con CAAM, es posible que debamos agregar un tratamiento adicional para evitar un retraso grave en el habla y el lenguaje. La consulta con su equipo debe centrarse en lograr que la audición en el oído "bueno" entre en el rango normal y en mantenerla allí tantos días al año como sea posible.

CAAM bilateral

En todo el mundo, el 10% de los pacientes tienen CAAM bilateral. Estos niños requieren aparatos auditivos de conducción ósea en una banda para la cabeza para escuchar tan pronto como sea posible. Varios tipos de estos dispositivos están disponibles en todo el mundo. No todos ellos son de buena calidad ni todos producen un buen desarrollo auditivo y del habla. Global Hearing se adapta a estos niños a las pocas semanas de nacer. Al estimular el oído interno de esta manera, el habla puede desarrollarse y el cerebro también comienza a desarrollarse.

Cuando la CAAM está presente en ambos oídos, el puntaje de evaluación y el algoritmo de tratamiento de HEAR MAPS se determinan para cada oído individualmente. Por lo general, ambos oídos tienen la misma cantidad de desarrollo, puntuaciones de TC, resultados de pruebas de audición, etc., pero no siempre sucede. A medida que se elaboran los planes de tratamiento, se hacen consideraciones especiales para reducir la cantidad de tratamientos.

Recuerde, los dispositivos de conducción ósea superficial (*como los dispositivos soft band de BAHA o*

Ponto) deben colocarse en una etapa temprana de la vida, o se producirán anomalías irreversibles de desarrollo.

Apnea del sueño

Cuando la vía aérea de una persona es demasiado pequeña, una cantidad inadecuada de aire pasa a los pulmones cuando duerme. Esto puede causar una condición peligrosa que conduce a un crecimiento y desarrollo deficientes y también puede afectar la función del oído.

Cualquier ronquido en un niño es anormal y debe investigarse. Los niños con CAAM tienen un mayor riesgo de sufrir apnea del sueño, debido a las mandíbulas pequeñas, las amígdalas agrandadas y adenoides agrandados. La corrección de estas anomalías ayudará a estos niños a crecer y funcionar normalmente, y creará mejores resultados para la cirugía de orejas.

Un otorrinolaringólogo (o médico ENT) puede evaluar a su hijo para analizar si sufre de apnea del sueño. En muchos casos, se realiza una prueba durante la noche en un centro para estudiar el movimiento del aire durante el sueño y para ayudar a evaluar esta condición. Tenga en cuenta también que las amígdalas y adenoides grandes pueden causar infecciones recurrentes del oído y el líquido del oído medio, así como la apnea del sueño.

Su cirujano ENT local puede evaluar a su hijo para aplicar el tratamiento. El tratamiento de primer nivel incluye la extirpación de las amígdalas y adenoides. A veces, se necesita una vía aérea más grande y un cirujano craneofacial puede verse involucrado si la extirpación de amígdalas y adenoides no resuelve el problema.

Debilidad del nervio facial

En situaciones raras, el nervio facial del lado de la CAAM es débil y las expresiones faciales pueden verse afectadas. Por lo general, esta afección implica una anomalía más grave de las estructuras del oído interno, ya que el nervio facial atraviesa el oído interno y medio. Los otólogos son los profesionales médicos que tratan las afecciones de los nervios faciales.

Una tomografía computarizada es necesaria para estos pacientes, y algunos de ellos son candidatos para someterse a una cirugía de canal. Sin embargo, una debilidad del nervio facial hace que sea más probable que un paciente tenga una puntuación de TC baja y no sea candidato para la cirugía de canal. Algunos pacientes con debilidad de los nervios faciales son buenos candidatos para la creación de un canal auditivo, con excelentes resultados. Como es de esperarse, si la cirugía de canal no es una opción, otros métodos para llevar la audición al oído también se convierten en posibilidades. Por lo general, el nervio facial se puede ver en una tomografía computarizada y su posición se puede mapear. Si el nervio facial se encuentra en el camino donde se crearía un canal auditivo, puede ser una razón para no realizar una cirugía. Siempre se presta especial atención al nervio facial, pero se debe tener más cuidado si el nervio facial está en una posición de alto riesgo.

Algunas técnicas quirúrgicas pueden mejorar la función del nervio facial en algunos pacientes. En general, en la mayoría de los casos de debilidad de los nervios faciales, es mejor dejarlos como están al nacer. En algunas situaciones, puede ser necesario tener un cuidado especial en el ojo si el párpado no se cierra bien. Es necesario que un otólogo realice una planificación personalizada si esta afección aparece.

Pérdida de audición mixta/SNHL

En un pequeño porcentaje de los bebés que nacen con CAAM, existe una "pérdida auditiva mixta". Este término se utiliza cuando la pérdida auditiva es una mezcla de dos tipos diferentes de pérdida auditiva: una pérdida conductiva causada por la ausencia de un canal auditivo, MÁS una pérdida auditiva neurosensorial causada por la debilidad del nervio auditivo. Una prueba de audición mostrará la condición del nervio auditivo del oído interno y es fundamental para evaluar la posibilidad de escuchar con la creación de un canal auditivo. Si la debilidad del nervio auditivo es demasiado grande, es posible que un canal auditivo no valga la pena. Si la pérdida del nervio auditivo es leve o moderada, un canal y un audífono después de la curación de la cirugía pueden ser la única opción para una buena audición del oído.

Revisión del capítulo

Comience el tratamiento lo antes posible y seleccione el mejor equipo posible.

Permanezca tranquilo y confiado cuando hable con su hijo sobre la cirugía. Ofrezca detalles apropiados para su edad, pero no demasiados.

Hay una gran disponibilidad de variedad de dispositivos y opciones de reparación para la microtia. A medida que los tratamientos disponibles continúan mejorando, es importante que su plan de tratamiento deje a su disposición tantas opciones futuras como sea posible.

Asegúrese de que su hijo sea evaluado para investigar otras afecciones asociadas con CAAM, como el colesteatoma. Muchos médicos no saben detectar dicha afección. Si no notan su presencia, esto puede causarle un daño significativo a su hijo.

Capítulo 5

Un conjunto de todo

Aproximación al capítulo

MEJORES PRÁCTICAS: Puntos de referencia para el mejor tratamiento disponible

OTROS RECURSOS: Conferencia internacional y consultas remotas/internas.

¿Cuál es el mejor tratamiento?

La siguiente tabla clasifica las opciones de tratamiento según su proximidad a la audición "normal", con el número 1 como mejor/más cercano:

CLASIFICACIÓN

- Lo más cercano a la audición normal:
  - Primero   Canal
  - Segundo   Canal + Dispositivo auditivo
  - Tercero   Vibrant Sound Bridge
  - Cuarto   Implante de conducción ósea
    - BAHA
    - Ponto
    - BoneBridge

La siguiente tabla compara los atributos de las opciones de tratamiento individuales anteriores:

COMPARACIÓN	Canal	Canal + HA	VSB	BC
Escuchar el sonido	+	+	+	+
Localizar el sonido	+	+	+	X
Audición en lugares con ruido	+	+	+	X
Infección	+	X	+	XXX
Costo sobre la vida	+	X	XX	XXX
Rotura	+	X	XX	XXX
Complejidad	++	++	+++	+

La "X" roja es negativa y el signo "+" es un atributo positivo para cada afección.

Conferencias internacionales

Muchas veces al año, los profesionales de Global Hearing viajan por todo el mundo para organizar conferencias en varios lugares del mundo y para ofrecer asesoramiento y evaluación a los pacientes y sus familias. Los pacientes que deciden recibir el tratamiento con nosotros luego viajan a nuestras instalaciones en California para recibir cirugía y atención postoperatoria.

No realizamos cirugías en otros países. El cuidado postoperatorio es altamente esencial para el éxito, y sería una mala idea hacer una cirugía y dejar a los pacientes al cuidado de profesionales médicos locales que no tienen experiencia en nuestras técnicas y métodos.

El calendario de la próxima conferencia (hasta la fecha, que incluye países como Rusia, China, Corea, México, América del Sur y Europa) está disponible en www.atresiarepair.com. También puede registrarse para estas conferencias en el mismo enlace.

Algunos pacientes o padres optan por viajar a nuestras instalaciones para recibir tratamiento quirúrgico. Para la cirugía del canal auditivo, le pedimos que permanezca aquí durante un período de tres o cuatro semanas después de la cirugía. Para la reparación de CAM, le solicitamos que permanezca aquí cuatro semanas. Otros procedimientos menores requieren que se quede menos tiempo en California para su curación.

Después de este tiempo, el canal auditivo y el tímpano (y el oído externo en el caso de CAM) están lo suficientemente curados (generalmente alrededor del 90 %) para que pueda viajar y volar con seguridad. En ese punto, el riesgo de la mayoría de las complicaciones también ha pasado.

Al regresar a casa, le pedimos que siga un cronograma para enviarnos actualizaciones, incluidas las imágenes tomadas con su teléfono móvil. Enviamos una bolsa de medicamentos a su casa en caso de que surja una complicación que debamos tratar. Muchas veces, es posible que el medicamento necesario para tratar ciertas complicaciones no esté disponible en el país de origen del paciente, por lo que es mejor tenerlo y no utilizarlo, que necesitarlo y no poder encontrarlo.

Consulta remota

De forma regular, tengo consultas remotas con pacientes de todo el mundo a través de videoconferencias en línea. Antes de estas consultas, debo recibir la tomografía computarizada del paciente (realizada a un mínimo de 2 años y medio de edad o más) y un audiograma dentro del último mes para que pueda revisar las pruebas y determinar si es candidato a cirugía. Luego, la consulta remota me da la oportunidad de discutir mis hallazgos y sugerencias con las familias personalmente y ayudarles a desarrollar un plan de tratamiento individualizado. Muchas familias en nuestras conferencias en todo el mundo envían datos a nuestra oficina después de una consulta en una conferencia para su revisión y calificación a través del puntaje de HEAR MAPS.

Los siguientes elementos son ideales para que podamos determinar la puntuación de HEAR MAPS de su hijo:

- Un audiograma reciente realizado en ambos oídos (ya sea afectado o no afectado). Esto se puede enviar por correo electrónico a nuestra oficina o puede enviarlo por correo junto con los siguientes elementos:

- Fotos del paciente desde cuatro ángulos: frontal, derecho e izquierdo, y desde debajo de la barbilla mirando hacia arriba, así como imágenes en primer plano del oído afectado.

- Una tomografía computarizada del hueso temporal (su hijo debe tener al menos 2 años y medio de edad para realizarle la tomografía computarizada). Esto implica realizar la tomografía, grabar las imágenes impresas en un CD y enviar el CD a nuestra oficina antes de realizar alguna consulta con nosotros. Si solo están disponibles las imágenes, también puede enviarlas por correo a nuestra oficina. En algunos casos, el intercambio de archivos en línea es posible. Prefiero tener las imágenes digitales originales para poder usar un software personalizado y modelar el oído interno y medio.

Puede encontrar una lista completa de cómo hacer una cita y lo que se necesita en nuestro sitio web en www.atresiarepair.com.

Consultas en el consultorio

Lo invitamos a ponerse en contacto con el California Ear Institute (CEI) para hacer una cita en persona en nuestra oficina en California.

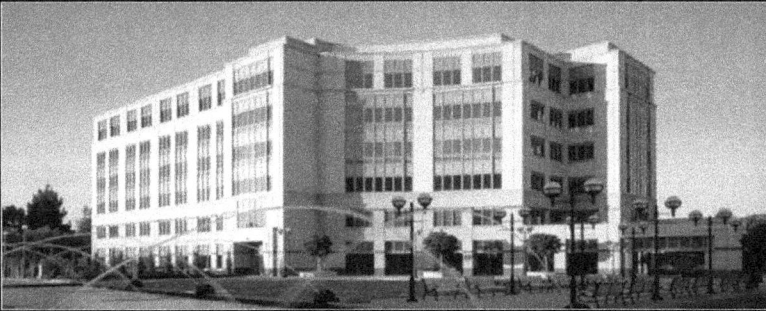

Nuestra información de contacto y de correo es:

Global Hearing
El Centro Internacional para la Reconstrucción de Atresia y Microtia
1900 University Avenue, Suite 101
East Palo Alto, CA 94303 EE. UU.
Teléfono 650-494-1000
(Marque 011 primero si llama desde números internacionales)
Correo electrónico para citas y consultas: atresiarepair@calear.com

Global Hearing y CEI

¿Por qué la gente viajaría de todo el mundo a California para realizar la cirugía de CAAM con Global Hearing? Esa es una excelente pregunta para cualquiera que esté investigando opciones para recibir atención para esta afección.

Muchos cirujanos de todo el mundo desalientan la cirugía para CAAM. Sin embargo, según nuestra experiencia, la atención extrema a los detalles, el equipamiento y las instalaciones con tecnología de punta y un equipo dedicado de clase mundial pueden producir excelentes resultados de larga duración *en pacientes seleccionados de forma adecuada*. Los cirujanos deben saber cuándo decir que no a tratar de crear quirúrgicamente un canal auditivo y cuándo usar una estrategia alternativa para que un oído escuche.

A través de una rica y larga historia en el tratamiento de CAAM, Global Hearing ha sido pionero en varias técnicas y estrategias que se traducen en mejores resultados para los pacientes. Se incluyen las siguientes:

Tres nuevas cirugías para CAAM

- Cirugía del canal antes de la microtia
- Cirugía de canal de micro incisión
- Reparación de CAM en una sola cirugía

Reducción de complicaciones:

- Reducción de la incidencia de estenosis a menos del 2 %.
- Reducción del desplazamiento del tímpano por debajo del 3 %.
- Reducción de cicatrices, curación más rápida y reducción del dolor con un injerto de piel
- Reducción de los problemas de la piel del canal auditivo mediante la técnica del injerto ángel.

Reconstrucción del hueso del oído medio

- Primeros en reconocer la articulación IS fibrosa en pacientes con CAAM en el 27 % de los casos.

De acuerdo con nuestra experiencia, casi todos los oídos pueden escuchar. La pregunta es cómo lograr ese objetivo para cada niño.

CEI es un centro de excelencia reconocido internacionalmente para el tratamiento de enfermedades del oído. Fundada en 1968, CEI se ha convertido en un recurso de tratamiento para decenas de miles de pacientes, con su rica herencia de tratamientos y cirujanos de vanguardia. Además, el Instituto ha sido un terreno fértil para los avances en el tratamiento del trastorno del oído, con varios procedimientos quirúrgicos, varias compañías y muchos dispositivos implantables nuevos que provienen de su talentoso equipo de médicos y científicos.

Los proveedores de CEI se centran únicamente en un área de experiencia, que incluye audiología y dispositivos auditivos, implantes cocleares, trastornos craneofaciales, problemas maxilofaciales, enfermedad sinusal, apnea del sueño y cirugía plástica. Ubicado en Silicon Valley, adyacente a la Universidad de Stanford, CEI disfruta de una práctica rica y gratificante en un entorno maravilloso.

www.ceimedicalgroup.com
www.letthemhear.org

Nos sentimos privilegiados y bendecidos de haber recibido la confianza de tantos pacientes con CAAM. Cuando pienso en lo que significan mis propios hijos para mí, me doy cuenta de que puede que no haya un mejor cumplido que un padre que confía en alguien para operar y cuidar a su hijo. El tratamiento aún está mejorando y continuaremos esforzándonos por lograr cada vez mejores resultados a medida que abordamos la CAAM. ¡Gracias a todos los que nos han permitido tratar a su familia!

Capítulo 6

Otros recursos

Existen varios repositorios de información con recursos disponibles para que los explore. Hemos invertido una cantidad significativa de tiempo y energía en nuestro sitio web, que contiene más información para su uso. Los pacientes que tienen cirugía programada o que se han sometido a cirugía previamente encontrarán secciones que les darán instrucciones para la preparación para la cirugía y el cuidado postoperatorio. En caso de que programe una cirugía con nosotros, recibirá todos los horarios de citas e información por correo electrónico antes de su visita a nuestras instalaciones. A muchas personas les resulta útil la sección de preguntas frecuentes de nuestro sitio web para explorar preguntas generales e investigar situaciones únicas e inusuales que puedan adecuarse a usted o a su hijo.

Sitio web: www.atresiarepair.com

Las plataformas de redes sociales también pueden ser fantásticas para conocer más, y apoyamos activamente las siguientes:

@ atresiarepair

www.facebook.com/atresiarepair

Cronología del resumen de la evaluación

Al momento del nacimiento:
- **Pruebas de audición** de ambos oídos (¡estén o no afectados por CAAM!) tan pronto como sea posible después del nacimiento; realice todas las pruebas normales de detección en recién nacidos **según lo recomendado por su centro de maternidad**
- **Soft Band BCHA** se adapta lo antes posible, preferiblemente <6 meses (obligatorio en CAAM bilateral, opcional en CAAM unilateral)

0 - 2,5 años:
- Arme su equipo de atención:
  - **Pediatra**: examen físico general, controles de rutina, inmunizaciones, tratamiento de infecciones de oído en oído que no sufre de CAAM (si corresponde), prueba genética y prueba de síndromes (si corresponde)
  - **Audiólogo**: establezca la atención y controle la audición, y si es necesario, coloca el dispositivo BCHA; preferiblemente un audiólogo pediátrico que esté familiarizado con las pruebas de audición en niños
  - **Otólogo**: contáctelo para establecer la atención, comience a completar el sistema de evaluación con las siglas HEAR MAPS

- o **Cirujano plástico**: seleccione el método reconstructivo del oído externo a los 2,5 años de edad y comuníquese con el cirujano plástico de su elección para establecer la atención
- o **± Cirujano craneofacial**: si se necesita una evaluación o tratamiento para la reconstrucción de la mandíbula y/o facial
- Aproximadamente a la edad de 1 año, consulte con un **patólogo del habla** si está disponible para asegurarse de que las habilidades de habla y lenguaje sean apropiadas para su edad
  - o Continúe con la terapia de habla y lenguaje **regular** si lo recomienda el patólogo del habla
- Considere la posibilidad de asistir a una de las **Conferencias internacionales de microsia atresia** de GHI para obtener una consulta en persona con nuestro equipo
- Trate cualquier otra afección médica (cardíaca, etc.) que deba tratarse antes de la cirugía de oído optativa

2,5 años:
- Pruebas de diagnóstico completas
  - o **Tomografía computarizada de hueso temporal**: no se realiza antes de los 2,5 años
  - o **Nuevo Audiograma**: incluidos los niveles de conducción de aire y ósea para ambos oídos (¡estén o no afectados por CAAM!)
- Envíe las pruebas de diagnóstico al otólogo para su evaluación y plan de tratamiento

- Seleccione el plan de tratamiento y programe la cirugía

Oído/s afectado/s:
Derecho
Izquierdo
Bilateral

Puntuación de los HEAR MAPS: oído (derecho/izquierdo)

H__.__ E___ A___ R___ M___ A___ P___ S___

Audición
Conducción ósea/función nerviosa: ____
Conducción de aire: ____

Oído externo
Grado 1 / 2 / 3 / 4

Puntuación de Atresia - TC
1-10: ____
Atresia completa/Canal parcial

Remanente del lóbulo
Normal
Reducido
Ausente
Desplazado

Mandíbula
Normal
Reducida levemente
Reducida moderadamente
Reducida severamente

Asimetría de los tejidos blandos faciales
Normal
Reducida levemente
Reducida moderadamente
Reducida severamente

Parálisis del nervio facial
Normal
Reducida levemente
Reducida moderadamente
Reducida severamente
Sin movimiento, tono muscular normal
Sin movimiento, tono muscular bajo

Síndromes
Ninguno identificado hasta la fecha
Otros: _____

Afecciones asociadas
Ninguna
Sí: _____
Canal auditivo parcial
CAAM bilateral
Colesteatoma
Articulación IS fibrosa
Microsomia hemofacial/asimetría facial
Anormalidades y corrección de la mandíbula
Infecciones en el oído
PET
Alargamiento de amígdalas y adenoides
Apnea del sueño

Puntuación de los HEAR MAPS: oído
(derecho/izquierdo)
H__.__ E___ A___ R___ M___ A___ P___ S___

Cronología del resumen de la evaluación

Audición
Conducción ósea/función nerviosa: ____
Conducción de aire: ____

Oído externo
Grado 1 / 2 / 3 / 4

Puntuación de Atresia - TC
1-10: ____
Atresia completa/Canal parcial

Remanente del lóbulo
Normal
Reducido
Ausente
Desplazado

Mandíbula
Normal
Reducida levemente
Reducida moderadamente
Reducida severamente

Asimetría de los tejidos blandos faciales
Normal
Reducida levemente
Reducida moderadamente
Reducida severamente

Parálisis del nervio facial
Normal
Reducida levemente
Reducida moderadamente
Reducida severamente
Sin movimiento, tono muscular normal
Sin movimiento, tono muscular bajo

Síndromes
Ninguno identificado hasta la fecha
Otros: _____

Afecciones asociadas
Ninguna
Sí: _____
Canal auditivo parcial
CAAM bilateral
Colesteatoma
Articulación IS fibrosa
Microsomia hemofacial/asimetría facial
Anormalidades y corrección de la mandíbula
Infecciones en el oído
PET
Alargamiento de amígdalas y adenoides
Apnea del sueño

Acerca del Dr. Joe Roberson

Al comienzo de su carrera, el Dr. Joseph B. Roberson, Jr., se desempeñó como Director de Otología-Neurotología del Programa de Cirugía de Base de Cráneo en la Universidad de Stanford. Durante sus 10 años en la universidad, se centró en los tumores cerebrales relacionados con la audición y los implantes cocleares, así como en una pequeña cantidad de pacientes con CAAM. Desde el 2004, se ha desempeñado como Director Ejecutivo del California Ear Institute Medical Group y de sus muchas entidades médicas relacionadas.

En la década de 1990, todavía quedaba mucho margen para mejorar el tratamiento de la CAAM y había necesidad de tener un centro de excelencia para tratar la enfermedad. El Dr. Roberson comenzó a centrarse en la CAAM y estableció el Centro Internacional para la Reparación de la Atresia y Microtia y Global Hearing para responder a esta necesidad y centrarse en esta condición con el objetivo de mejorar los resultados.

En el 2002, el Dr. Roberson y su esposa fundaron la Fundación Let Them Hear, una organización cristiana sin fines de lucro que ayuda a tratar la sordera en niños y adultos. Desde entonces, la fundación ha brindado asistencia para establecer múltiples programas de implantes cocleares en todo el mundo, incluidos cirujanos y personal de capacitación. Más de 100 cirujanos han recibido capacitación a través de este programa, mientras que el Dr. Roberson ha realizado personalmente más de 100 implantes cocleares en distintos lugares del mundo.

Debido a los programas iniciados por LTHF, más de 5.000 niños sordos en países de todo el mundo han recibido el don de escuchar a través de un implante coclear.

En este momento, el enfoque principal del Dr. Roberson es el cuidado quirúrgico de niños y adultos con CAAM. Ha tratado a más de 3.000 pacientes de más de 55 condados en todo el mundo. Todavía atiende a muchos pacientes con una gran variedad de trastornos relacionados con el oído y el cráneo.

Una nota personal del Dr. Roberson

Me gustan los problemas difíciles, especialmente si se trata de una situación en el quirófano y se enfrentan a problemas que enfrentan los niños, y más aún si otros no los hacen bien y existe la oportunidad de mejorar los resultados. En mi opinión, la corrección quirúrgica de la CAAM es el desafío más difícil que enfrentan los cirujanos de oído. De hecho, es tan difícil que muchos cirujanos de oídos ni siquiera recomiendan la cirugía.

Durante la primera parte de mi carrera (además de la CAAM), me centré en perfeccionar el proceso de implante coclear y cirugía para un tipo de tumor cerebral llamado neurinoma del acústico (schwannoma vestibular), mientras desempeñaba el cargo de Director de Otología-Neurotología y Programa de Cirugía de Base de Cráneo en la Universidad de Stanford. Disfruté de enseñar a jóvenes cirujanos en formación durante poco menos de una década en mi permanencia en la universidad y he continuado formando cirujanos aquí en CEI que han terminado la capacitación previa en numerosos programas prestigiosos de capacitación en otorrinolaringología. A medida que se acercaba el año 2000, me sentí más y más atraído por la CAAM. Creo que, en parte, esto se debió a que las técnicas quirúrgicas mejoradas se desarrollaron con éxito para cada una de las áreas de mi enfoque inicial, y ahora se pueden tratar con excelentes resultados que muchos cirujanos son capaces de proporcionar. Mi deseo era producir los mismos excelentes resultados para CAAM y desarrollar los procedimientos para hacer esto posible.

Nos gusta pensar que participamos en el progreso general del desarrollo del tratamiento de muchas de las afecciones en las que me especialicé al principio de mi carrera. Por ejemplo, a través de la Fundación Let Them Hear, se han establecido numerosos programas de implantes cocleares a nivel internacional, donde los cirujanos locales y el personal de los centros internacionales pueden recibir capacitación para tratar ciertos tipos de sordera. La fundación ha ayudado a difundir la experiencia para implantar estos dispositivos milagrosos que pueden tratar la sordera tanto en niños como en adultos. Como resultado, hemos tenido y seguimos teniendo el privilegio de brindar audición directa e indirecta a miles de niños sordos (consulte www.lethemhear.org para obtener más información). Otro libro que he escrito detalla las decisiones de los padres en el tratamiento de la sordera neurosensorial con implantes cocleares, y resume muchas de las áreas en las que participé en este período de mi carrera (en *Hear for Life: Dr. Joe's Guide to Your Child's Hearing Loss*). Una tercera publicación trata algunas historias milagrosas y notables que han resultado de nuestras actividades de LTHF (en *Let Them Hear: An Ear Surgeon's Joyful Experience with Enabling People to Hear for the First Time*).

A principios de la década del 2000, comencé a centrarme en tratar la CAAM aún más, con la esperanza de lograr los mismos resultados y los avances quirúrgicos en el tratamiento. Ahora viajo a varios países de todo el mundo cada año para organizar conferencias para padres e hijos afectados por CAAM. En el 2003, fundé el

California Ear Institute Medical Group, que amplió el CEI, originalmente fundado en 1968. Pasar a un entorno de atención médica no afiliado a la universidad ha permitido un mejor desarrollo y enfoque en la CAAM y su tratamiento. Desde el 2004, cuando CEI y las entidades asociadas se convirtieron en una organización separada, he tenido el privilegio de operar a pacientes de más de 55 países con esta afección.

La CAAM es rara, lo que significa que pocos médicos tienen experiencia significativa con su tratamiento. Ese hecho también conduce a algo que vemos con demasiada frecuencia: los médicos que tienen buenas intenciones (pero que en realidad no saben mucho sobre CAAM) con frecuencia dan consejos engañosos o erróneos a los padres. No pretenden hacer daño, por supuesto, pero los padres deben evitar el error de pensar que todos los consejos recibidos de un médico son correctos. Ahora que está leyendo este libro, ya ha comenzado el proceso de obtener información precisa y actualizada, ¡buen trabajo!

La necesidad de tener un centro de excelencia para la CAAM era evidente, ya que los resultados que observamos en el tratamiento de la CAAM en la década de 1990 debían mejorarse. Fue un reto que acepté. Tener un centro capaz de hacer que todos los aspectos del tratamiento estén disponibles es la mejor manera que conozco para centrarme en soluciones nuevas e innovadoras, algo que estamos orgullosos de haber logrado en las últimas dos décadas. Nuestros médicos ven un gran volumen de esta afección y pueden colaborar libremente para maximizar, por ende, los resultados. Como ha visto en el texto, se necesitan varias disciplinas para evaluar y tratar esta afección. Todas esas personas se reúnen bajo un mismo techo en el Centro Internacional para la Reparación de Atresia y Microtia en el CEI Medical Group. Espero que pueda conocerlos, son increíbles. ¡Le debo mucho al personal, a los proveedores de atención, a los médicos y a los cirujanos del CEIMG que trabajan tan diligentemente para avanzar en este arte y en esta ciencia! Creemos que no hay mayor honor, vocación, responsabilidad o privilegio que el que se le confíe el cuidado de los niños con CAAM, y quizás, a su propio hijo. Este es el mayor cumplido que puede darnos, y estamos sumamente agradecidos por esa confianza.

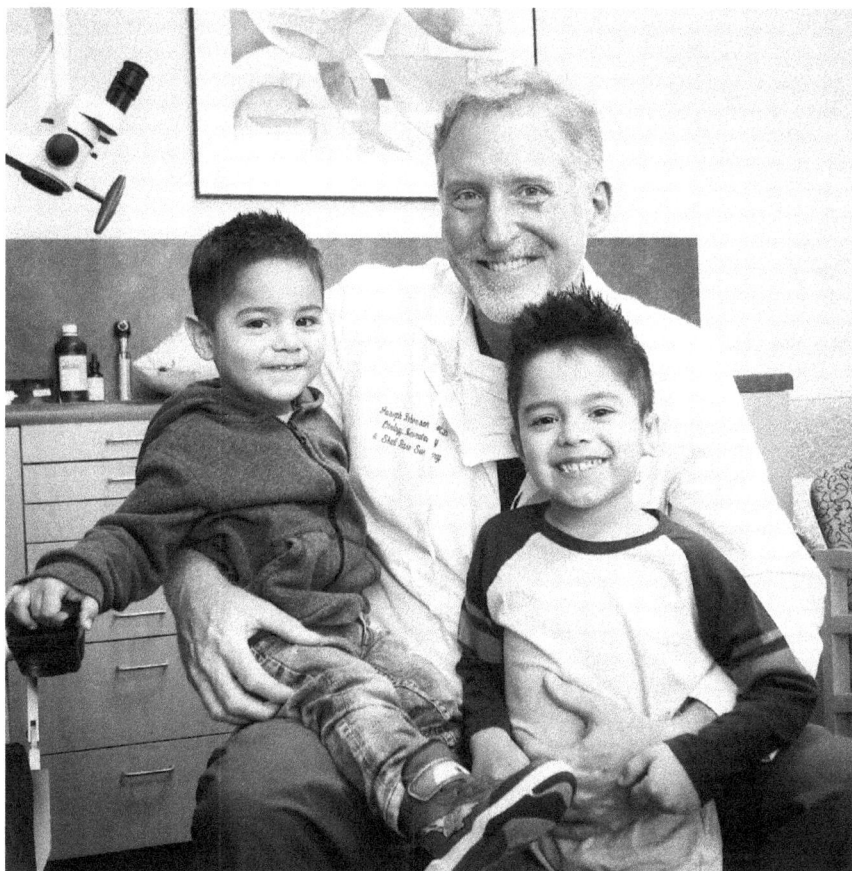

Notas finales

[1] Roberson, J. B., Reinisch, J., Colen, T. Y., & Lewin, S. (2009). Atresia repair before microtia reconstruction: comparison of early with standard surgical timing. *Otology & Neurotology : Official Publication of the American Otological Society, American Neurotology Society [and] European Academy of Otology and Neurotology, 30*(6), 771–776.

[2] Kaplan, A. B., Kozin, E. D., Remenschneider, A., Eftekhari, K., Jung, D. H., Polley, D. B., & Lee, D. J. (2016). Amblyaudia: Review of Pathophysiology, Clinical Presentation, and Treatment of a New Diagnosis. *Ymhn, 154*(2), 247–255.

[3] Lieu, J. E. C., Tye-Murray, N., Karzon, R. K., & Piccirillo, J. F. (2010). Unilateral Hearing Loss Is Associated With Worse Speech-Language Scores in Children. *Pediatrics, 125*(6), e1348–e1355.

[4] Roberson, J. B., Jr, Goldsztein, H., Balaker, A., Schendel, S. A., & Reinisch, J. F. (2013). International Journal of Pediatric Otorhinolaryngology. *International Journal of Pediatric Otorhinolaryngology, 77*(9), 1551–1554.

[5] R.A. Jahrsdoerfer, J.W. Yeakley, E.A. Aguilar, R.R. Cole, L.C. Gray, Grading system for the selection of patients with congenital aural atresia, Am. J. Otol. 13 (1992) 6–12.

[6] Goldsztein, H., & Roberson, J. B. (2013). Anatomical Facial Nerve Findings in 209 Consecutive Atresia Cases. *Otolaryngology--Head and Neck Surgery : Official Journal of American Academy of Otolaryngology-Head and Neck Surgery,* 1–5.

[7] Goldsztein, H., Ort, S., Roberson, J. B., Jr, & Reinisch, J. (2012). Scalp as split thickness skin graft donor site for congenital atresia repair. *The Laryngoscope,* pp. 1-3.

[8] Roberson, J. B. Combined Atresia Microtia (CAM) Repair – a new technique for reconstruction of form and function in congenital atresia and microtia. In Press, Microtia Repair. Editors Reinisch J, Tahiri Y.

[9] Anthropomorphic growth study of the head. Cleft Palate Craniofac J, 1992 vol. 29(4) pp. 303-308.

[10] Service, G. J., & Roberson, J. B. (2010). Alternative placement of the floating mass transducer in implanting the MED-EL Vibrant Soundbridge. *Operative Techniques in Otolaryngology-Head and Neck Surgery*, *21*(3), 194–196.

[11] Balaker, A. E., Roberson, J. B., & Goldsztein, H. (2014). Fibrous Incudostapedial Joint in Congenital Aural Atresia. *Otolaryngology--Head and Neck Surgery : Official Journal of American Academy of Otolaryngology-Head and Neck Surgery*.

www.ingramcontent.com/pod-product-compliance
Lightning Source LLC
Chambersburg PA
CBHW071727200326
41519CB00021BC/6603